Jutta Wellmann ist seit über 17 Jahren als Medizinjournalistin tätig. Seit 1990 arbeitet sie als freie Autorin, unter anderem für die Magazine BUNTE, Brigitte, Journal für die Frau und EGO. Ihre Themenschwerpunkte liegen im Bereich der Selbstmedikation und Gesundheitsvorsorge. Acht Ratgeber hat die Autorin inzwischen veröffentlicht. Seit sie in den USA für ihr Buch *Hormone – Luststoffe des Körpers* recherchiert hat, beschäftigt sich die Autorin immer wieder mit neuen Studien zum Thema Liebe und Sexualität.

W0085173

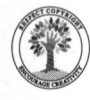

Originalausgabe Februar 1998
Copyright © 1998 Droemersche Verlagsanstalt Th. Knaur Nachf.,
München
Das Werk einschließlich aller seiner Teile ist urheberrechtlich
geschützt. Jede Verwertung außerhalb der engen Grenzen
des Urheberrechtsgesetzes ist ohne Zustimmung des Verlages
unzulässig und strafbar. Das gilt insbesondere für Vervielfältigungen,
Übersetzungen, Mikroverfilmungen und die Einspeicherung
und Verarbeitung in elektronischen Systemen.
Umschlaggestaltung: Agentur ZERO, München
Umschlagfoto: Tony Stone, München
Satz: Ventura Publisher im Verlag
Druck und Bindung: Elsnerdruck, Berlin
Printed in Germany:
ISBN 3-426-82136-2

5 4 3 2

Jutta Wellmann

Fit for Sex

Das neue Body-Feeling

Knaur

Inhalt

Vorwort: Was dieses Buch für Sie tun kann 9

Kunst kommt von Können 11
Das Geheimnis der Erotik 12
Die Tricks der guten Lover 13
Die Sprache der Liebe 16
Was bringt Ihnen Sex, außer Spaß? 19

Die größten Irrtümer im Bett 22
Nimm mich so, wie ich bin 24
Wer keinen Orgasmus hat, ist ein Versager 25
Darüber spricht man nicht 29
Sex gehört ins Schlafzimmer 30
Licht aus, Klamotten runter 32

Triebfeder der Lust: Hormone 34
Liebe – ein biochemisches Feuerwerk 37
Fünf Sinne, die alles ins Rollen bringen 39
Sex fängt im Kopf an 42
Das Salz in der Suppe: eine Prise Streß 44
Aufregend weiblich dank Östrogen 49
Testosteron weckt den Tiger im Mann 52
Das Orgasmushormon Oxytocin 55

Das neue Body-Feeling 59

Die Sexualorgane der Frau 60

Der sexuelle Höhepunkt der Frau 62

Wenn sie keine Lust hat 64

Die Sexualorgane des Mannes 65

Der sexuelle Höhepunkt des Mannes 68

Wenn er keine Lust hat 69

Erogene Zonen: Wecken Sie die Lust 73

Die hohe Schule der Verführung 78

Die erfolgreiche Anmache 81

Selbst ist die Frau 87

Die erste gemeinsame Nacht 94

Null problemo: der One-night-stand 107

Essen Sie sich sexy 113

Wo die Luststoffe stecken 114

Das Candlelight-Diner –

   die todsichere Verführung 131

Die besten Liebesmenüs 137

Sexual Trimming 155

Die zehn besten Übungen für Männer 156

Die zehn besten Übungen für Frauen 159

Mehr Spaß durch Sport 163

Schluß mit dem Stellungskrieg 166

Aufregende Appetitmacher 167

Mit dem Munde geblasen 170

Stellungen, die es in sich haben 172

Von den Chinesen können wir lernen 175

Mehr Disziplin 176

Der lange Weg zur vollkommenen Befriedigung ... 180

Der Stoff, aus dem die Liebesträume sind 185

Ein Gläschen in Ehren 186

Drogen – nein danke! 189

Pflanzen, die ihn aufrichten 191

Wie Frauen liebestoll werden 198

Liebesglück per Post 204

Straps statt Strumpfhose 206

Vibrator & Co: Die wunderbare Welt der
Technik im Bett 208

Gehen wir ins Kino? 211

Unerwünschte Mitspieler: Viren, Bakterien & Co 212

AIDS 214

Chlamydien 215

Trichomonaden 216

Herpes 217

Pilze 218

Warzen 220

Buchtips 223

Was dieses Buch
für Sie tun kann

Liebe Leserin, lieber Leser,
früher arbeitete ich in einem Verlag, in dem es von schönen Frauen nur so wimmelte. Auch die Männer waren
keineswegs unattraktiv – und manch einer von ihnen sogar noch zu haben. Keine Frage: auf jeder Firmenfeier
steppte der Bär ... Nächtens kam es zu manchem One-
night-stand, gelegentlich wurden sogar feste Beziehungen
daraus (mit Billigung des Chefredakteurs!), genausooft
wurden vermeintlich feste Beziehungen umgruppiert –
und nicht selten stritten sich die Schönen der Nacht am
nächsten Morgen vor der Redaktionskonferenz um die
Verteilung der Herren.
Eine Kollegin war nie dabei, sie wirkte eher still im Hin-
tergrund – und sahnte zu unser aller Verblüffung regelmäßig die besten Männer ab. Moni war eher das, was man
als schlicht bezeichnet: dunkelblaue Faltenröcke, Twin-
sets, kein Make-up, strähnige Haare. Höfliche Gemüter
würden von einer unauffälligen Erscheinung sprechen.
Rein äußerlich hielt die Lady keinem Vergleich mit den
übrigen Glamour-Girls stand. Wir staunten also nicht
schlecht, daß nun ausgerechnet jene Kollegin triumphie-
rend mit den besten Männern abzog. Und etliche von
uns stellten sich die klassische Frage: Was hat die, was ich
nicht habe?

Hinter vorgehaltener Hand wurde von dem bewußten »geheimen Glockenspiel« gemunkelt und offen darüber diskutiert, ob »die wohl vom Kronleuchter springt«.

Wahrscheinlich tat sie nichts von alledem. Diese Kollegin hatte einfach Charme, eine gesunde, freundliche Ausstrahlung, ein vertrauenerweckendes Wesen und ein solides Selbstbewußtsein. Sie ist übrigens seit Jahren glücklich verheiratet, führt eine vorbildliche Ehe und hat zwei reizende Kinder.

Wie man lernt, vom Kronleuchter zu springen (und dabei auch noch eine gewisse Treffsicherheit und Eleganz entwickelt), erfahren Sie in diesem Buch zwar nicht, aber Sie bekommen eine Menge wirklich guter (und praktikabler) Tips, wie Sie Ihr Liebesleben erfüllter und Ihre Beziehung glücklicher gestalten können.

Viel Spaß beim Lesen,   *Ihre Jutta Wellmann*

Kunst kommt von Können

Zu unserem Thema hat auch der Volksmund einige treffliche Weisheiten parat, zum Beispiel: »Es ist noch kein Meister vom Himmel gefallen.« (Aha, dann ist die Nummer mit dem Kronleuchter also doch eine Ente!), oder: »Aller Anfang ist schwer.« (Nun gut, wir müssen ja nicht mit der schwierigsten Übung beginnen! Fangen Sie doch einfach mit den Tafelfreuden an!), oder: »Stille Wasser sind tief.« (Was nicht heißen soll, daß Sie nun nur noch schweigsame, graue Mäuschen anbaggern sollen!). Selbst solche auf den ersten Blick etwas abwegig anmutende Weisheiten wie »Morgenstund hat Gold im Mund« passen hervorragend zum Thema (wie wir später noch sehen werden).

Über nichts, und nicht nur im Volksmund, wird in der Welt so viel nachgedacht, geredet, gesungen und geschrieben wie über die Liebe (außer über Geld). Und dabei wird so oft eine Liebe übersehen: die zu sich selbst. Wer sich selbst nicht liebt, wird selten von anderen geliebt. Und wer keinen Spaß an der Liebe hat, wird auch keinem anderen Freude dabei machen. Wer also ein guter Lover werden will, der muß lernen zu lieben. Und da fängt man am besten bei sich selbst an.

Das Geheimnis der Erotik

Viele Menschen halten sich selbst für hoffnungslos un-
erotisch und meinen, diese Gabe sei nur einigen Auserwählten zuteil geworden. Dem ist nicht so. Erotische Ausstrahlung kann jeder haben. Vielfach wird sie jedoch
verwechselt mit Sex-Appeal. Hier hilft uns das Lexikon
weiter: Demnach ist Erotik die vieldeutige Bezeichnung
für »die geistig-seelische Seite des Liebeserlebens im Unterschied zur rein sinnlichen, sexuellen Vereinigung«. Es
hat also weit mehr mit Selbstbewußtsein, Charme und
Esprit als mit sexueller Anmache zu tun. Aber das sind Eigenschaften, die einem leider nicht in den Schoß fallen,
sondern es geht darum, an sich selbst zu glauben.
Drei Tips, wie Sie diesem Ziel etwas näherkommen:

1. Erfolgserlebnisse schaffen! Nichts macht stolzer und
    selbstbewußter, als Erfolg zu haben. Nun hat leider
    nicht jeder Mensch einen Beruf, in dem er das ständig
    erlebt. Schaffen Sie Ausgleich im Privatleben. Und
    wenn Sie einen Kurs über Seidenmalerei oder Kochen
    wie bei Muttern belegen, oder sich an sportlichen
    Wettkämpfen beteiligen, Möbel neu beziehen, Klamot-
    ten selber nähen, den Balkon frisch bepflanzen, die
    Küche streichen – Möglichkeiten für ein echtes Er-
    folgserlebnis Marke »Das habe ich geschafft!« gibt es
    ohne Ende.
2. Probleme beseitigen! Zugegeben, das ist leichter ge-
    sagt als getan. Aber ein Mensch, der einen Haufen un-
    gelöster Probleme mit sich herumschleppt, hat keine
    positive Ausstrahlung. Andere merken, daß Sie Sorgen

und Ängste haben. Kreisen Sie Ihre Probleme ein und versuchen Sie, sie – notfalls mit Hilfe anderer – zu lösen.

3. Unabhängigkeit anstreben! Umklammerung ist der ärgste Feind einer guten Beziehung. Früher oder später wird es jeden Partner furchtbar nerven, wenn der andere sich wie ein Ertrinkender an ihn klammert. Wer merkt, das der andere ohne ihn kaum noch lebensfähig ist, wird rasch die Flucht ergreifen. Erwarten Sie also nicht von einem Partner, daß er die Verantwortung für Ihr Leben übernimmt. Die einfache Faustregel lautet: Ihre Beziehung wird nur dann erfüllt und glücklich sein, wenn jeder von beiden weiß, daß er auch ohne den anderen ein zufriedener Mensch sein kann. Der beste Rat, diesem Ziel ein Stück näherzukommen: Geht eine Beziehung in die Brüche, stolpern Sie nicht sofort in die nächste, weil Sie glauben, allein nicht leben zu können. Nutzen Sie den Lebensabschnitt ohne Partner, zu sich selbst zu finden. Entdecken Sie Ihre eigenen Qualitäten, bauen Sie Freundschaften aus, finden Sie heraus, welche Dinge Ihnen auch ohne Partner Spaß machen und wie gut Sie allein Ihren Mann/Frau stehen können!

Die Tricks der guten Lover

Eines vorab: Sie kochen auch nur mit Wasser, und das kann jeder. Jeder kann sich ein Buch über Liebespraktiken kaufen, jahrelang fleißig üben, sich fit halten – und eines Tages ist er/sie dann, sexuell gesehen, ein guter

Liebhaber. Aber wenn da nicht mehr dahintersteckt, ist das ziemlich ärmlich. Diesen Typus, mehr die sportlich orientierte Variante des Lovers, erkennt man daran, daß sie sich gern herausputzen und gelegentlich mit ihren Fähigkeiten prahlen – Männlein wie Weiblein gleichermaßen.

Die Fähigkeit, jemanden liebzuhaben, geht aber weit über sexuelle Praktiken hinaus. Dazu bedarf es einer großen Palette von Gefühlen – und vor allem der Größe, sie auch zu zeigen. Ein guter Liebhaber hat Einfühlungsvermögen, Verständnis, Mitgefühl und kann auch einmal eigene Schwächen zugeben. Eigenschaften, mit denen Männer von Haus aus mehr Probleme haben als Frauen, denn »ein richtiger Mann weint ja nicht«, hat also kein Mitgefühl und zeigt natürlich keine Schwächen.

Eine gute Portion Humor und die Fähigkeit, über sich selbst zu lachen, sind ebenso nützliche Qualitäten für eine dauerhaft gute Beziehung. Selbst wenn es dann (auch im Bett) mal nicht klappt, ist es allemal besser, zusammen darüber zu lachen und zu sagen: »Halb so schlimm!«, als in Tränen auszubrechen und sich durch Vorwürfe zu zerfleischen.

Was nun die pure Fleischeslust anbetrifft (um die es uns ja hier vorwiegend geht), so gibt es da einige Eigenschaften, auf die Sie Wert legen sollten:

- Will er/sie nur selbst Spaß haben, oder möchte er/sie mir auch Freude machen? Beginnt beispielsweise die erste gemeinsame Liebesnacht damit, daß er zu ihr sagt, welche Stellung er gern hätte – vergessen Sie's. Besser wäre, er hätte gefragt, was ihr Spaß macht.

- Ein guter Lover bringt seine persönlichen Probleme nicht mit ins Schlafzimmer, etwa Zweifel an der eigenen Figur (»Mein Po hängt!«) oder Angst vor dem Versagen. Man muß nicht schon vorher darauf hinweisen, daß es möglicherweise schiefgeht.
- Das Schlafzimmer ist auch nicht der richtige Ort, Herrschaftsansprüche und Abhängigkeiten zu zementieren. Wenn Sie nach der Liebe mit Fragen gelöchert werden, wie: »So schön wie mit mir war es doch noch mit keiner, oder?« –, dann ist Vorsicht angesagt. Sex ist die denkbar schlechteste Methode, einen Partner dauerhaft an sich zu ketten.
- Ein wenig Offenheit ist schließlich auch vonnöten – besonders dann, wenn es sich um einen neuen Partner handelt. Wobei das ein wenig Fingerspitzengefühl erfordert, denn dies ist ein etwas heikler Balanceakt zwischen peinlicher Offenheit und dem berechtigten Interesse beider Partner, Spaß miteinander zu haben. Das geht aber nur, wenn man voneinander weiß, was der andere möchte.

Kleiner Tip: Mitunter sagen zärtliche Gesten genausoviel wie Worte.

Das wahre Kunststück aller guten Lover ist: Liebe dich selbst, dann werden dich auch andere lieben. Anders gesagt: Liebe das Leben, dann liebt das Leben dich. (Aber versuchen Sie das mal, ohne in Geltungssucht, Narzißmus und Eitelkeit zu verfallen!)

Die Sprache der Liebe

»Ich liebe dich«, das ist schnell gesagt, besonders nach einer stürmischen Liebesnacht. Und in so einer Situation sollte man diesen Satz auch nicht unbedingt auf die Goldwaage legen. Wenn zwei Menschen sich lange kennen, wissen sie, was sie aneinander haben. Wenn die Zweisamkeit sich ohnehin nur auf eine Nacht beschränken soll, ist es müßig, über Liebe und weitere Gefühle zu spekulieren. Möchte man jedoch, daß aus dem zarten Pflänzchen Zuneigung zu Beginn einer Bekanntschaft mehr wird als nur ein paar harmonische Nächte im Bett, dann lohnt es sich schon, darüber nachzudenken, ob der Partner Signale gibt, die mehr bedeuten und auf tieferes Interesse schließen lassen.

Bevor man mit allen verfügbaren Tricks versucht, einen neuen Partner an sich zu binden, sollte man jedoch darüber nachdenken, welche Werte in einer Partnerschaft für einen selbst an erster Stelle stehen.

In der Regel sind es diese drei:

- *Treue.* Die Partnerschaften, in denen wechselseitiges Fremdgehen gestattet ist, sind auch heute noch die Ausnahme. Denn selbst Menschen mit stabilem Selbstbewußtsein halten es nicht lange aus, wenn der Partner stetig Ausschau nach anderen hält. Genauso wichtig wie die sexuelle Treue ist auch die seelische. Kein Ehemann ist begeistert, wenn die Ehefrau intime Geheimnisse der Ehe ihrer besten Freundin erzählt und diese ihn dann bei nächster Gelegenheit so wissend betrachtet. Und keine Ehefrau liebt es zu erfahren, daß ihr

Mann dem Wirt seiner Stammkneipe erklärt hat, seine Frau versteht ihn nicht. Überlegen Sie gut, ob Sie Erlebnisse, Empfindungen oder Enttäuschungen, die Sie mit dem Partner teilen, wirklich mit Drittpersonen besprechen sollten!

Herauszufinden, ob der oder die Auserwählte ein treuer Typ ist, gleicht dem Versuch, einen Sechser im Lotto zu erwischen. Der einzige Trost: Haben Sie den Eindruck, in diesem Punkt eine Niete gezogen zu haben, können Sie sowohl beim Lotto wie auch in der Liebe noch mal in die Lostrommel greifen. Leider merkt man erst dann, wenn man gefühlsmäßig bereits tief verstrickt ist, daß er/sie ständig nach anderen schaut. Das einzige, was Sie anfangs tun können: Schauen Sie sich das Vorleben an. Brüstet er sich etwa, viele Frauen gehabt zu haben? Gab es Scheidungen wegen anderer Männer/Frauen? Dann können Sie davon ausgehen, daß er/sie diese Angewohnheiten nicht ausgerechnet Ihnen zuliebe ändern wird. Auch wenn er/sie das sagt.

- *Respekt und Toleranz.* In der Regel sind Erwachsene fertige Menschen (oder sollten es zumindest sein) mit persönlichen Meinungen, Gewohnheiten und Eigenarten. Und noch nie ist es jemandem gelungen, einen Menschen nach seinen eigenen Wünschen umzuformen. Versuchen Sie es gar nicht erst! Die zentrale Frage, die Sie sich angesichts einiger wenig erfreulicher Eigenschaften des Partners stellen sollten, ist diese: Kann ich damit leben? Das betrifft übrigens auch sexuelle Wünsche, die sich nicht mit den eigenen decken. Wenn nicht, gehen Sie. Meckern ändert nichts. Ein typisches Beispiel erlebte meine Freundin Beate· Nach einer glücklichen Liebesnacht machte sie für ihren neuen Lover ein Frühstück. Und der bekam einen Tobsuchtsanfall, als er sah, daß sie das Ei mit dem Messer köpfte. Dieser Herr konnte nicht zu Ende frühstücken und wurde auch nie wieder eingeladen.

- *Vertrauen und Sicherheit.* Für seelische und sexuelle Harmonie sind das die wichtigsten Voraussetzungen. Kein Mann und keine Frau wird sich beim Sex einem Menschen total hingeben, wenn er ihm nicht blind vertrauen kann. Und zwar so weit vertrauen, daß auch eine Panne noch mit Verständnis bewältigt wird. Kein Mensch wird sich einem anderen Partner seelisch völlig anvertrauen, wenn er das Gefühl hat, der andere rennt bei jedem Streit oder Problem gleich weg. Sicherheit gehört zur Liebe.

Ich selbst hatte einmal so ein Prachtexemplar: Wann immer wir uns stritten (meist ging es ums Geld, das wir nicht hatten), packte der Mann seine Siebensachen (und damit meine ich jede einzelne Stehlampe im Haus, die ihm gehörte) und verschwand. Manchmal fand ich ihn erst Wochen später wieder, einmal auf einem Zeltplatz im Würmtal – mitten im tiefsten Winter, mit der Stehlampe. In anderthalb Jahren brachte es dieses verläßliche Goldstück auf neun Auszüge. Dann reichte es mir, er kann jetzt die Ganzjahresgebühr für den Zeltplatz im Würmtal zahlen. Wir waren übrigens immer der Meinung, fabelhaften Sex zusammen zu haben, und das hat uns immer wieder zusammengeführt. Aber es hat nicht gereicht. Es ist schon was dran am christlichen Eheversprechen, das da vom Zusammenhalt »in guten wie in schlechten Zeiten« spricht …

Was bringt Ihnen Sex, außer Spaß?

Greifen wir diesem Buch einmal vor: Angenommen, Sie haben jetzt mehr Spaß am Sex und gemeinsam mit Ihrem Partner zu einer offeneren Erotik gefunden. Dann hat Ihnen das ganz bestimmt ein paar Dinge gebracht, die Ihnen erst nach und nach bewußt werden:

1. Keine Macht- und Versteckspielchen mehr – weder im noch außerhalb des Schlafzimmers. Niemand wartet mehr ungeduldig darauf, daß der andere den ersten Schritt tut. Auch Frau nimmt sich jetzt das Recht heraus, ihn zu verführen. Nicht länger wird der Partner manipuliert – etwa eifersüchtig gemacht. Niemand hat es mehr nötig, dem anderen bewußt Schwierigkeiten zu machen, um ihn in eine bestimmte Ecke zu drängen. Ein gleichberechtigtes Liebesleben hat auch mehr Gleichberechtigung in der Beziehung zur Folge.

2. Einen besseren Austausch zwischen den Partnern – und damit mehr Befriedigung für beide. Gemeint ist damit keineswegs nur der Orgasmus, sondern vielmehr ein harmonischer Ausgleich zwischen diesen beiden alten (und falschen) Vorurteilen: Männer wollen nur die körperliche Seite der Liebe, Frauen wollen mehr Zärtlichkeiten. Tatsächlich werden beide glücklicher, wenn jeder von der vermeintlich uninteressanten Seite etwas mehr bekommt: die Frau mehr Spaß an der körperlichen Vereinigung, und der Mann ein neues Gefühl für Zärtlichkeit.

3. Mehr Selbstbewußtsein – weniger Aggressionen. Achten Sie auf das Feedback Ihrer Umgebung: Sie werden feststellen, daß Ihre neue Zufriedenheit auf Sie zurückstrahlt. Die Menschen kommen Ihnen freundlicher und offener entgegen. Sie selbst werden merken, daß Sie immer weniger Aggressionen an Mitarbeitern oder am Steuer des Autos abreagieren müssen. Sie befinden sich einfach auf einer besseren Frequenz, was Ihre Mitmenschen angeht.

4. Mehr Wohlbefinden, bessere Gesundheit. Menschen mit einem unglücklichen Liebesleben werden häufiger krank als andere. Besonders typisch sind bei ihnen die zahlreichen psychosomatischen Krankheiten. Wer hingegen sexuell ausgeglichen ist, darf damit rechnen, auch gesünder zu sein, weil die Psyche dafür sorgt, daß der Hormonhaushalt stimmt, das Abwehrsystem auf Hochtouren läuft und die körpereigene Chemie im Lot ist. Insofern ist der Vorwurf in einer unglücklichen Liebesaffäre: »Du machst mich krank!« gar nicht so falsch.

5. Freie Partnerwahl – jetzt und jederzeit. Viele Paare sind nicht glücklich und bleiben trotzdem zusammen. Vielleicht, weil sie nicht wissen, daß sie mit einem anderen Partner glücklicher werden könnten. Wer einmal zu einer erfüllten und befriedigenden Sexualität gefunden hat, wird nicht mehr freiwillig bei einem Partner verharren, mit dem es nicht klappt. (Und das gibt es immer wieder: Nicht in jedem Fall paßt die Chemie zusammen.) Wer sich seiner eigenen Erotik und Ausstrahlung bewußt ist, wird schneller einen Partner suchen, der besser zu ihm paßt. Und das beste:

Sie werden ihn auch schneller finden – und zwar den, der es wirklich ist, weil Sie ja diese ganz besondere Ausstrahlung haben.

Dann funkt es einfach schneller und Sie kommen dem neuen Ziel Ihrer Träume rasch nahe.

Die größten Irrtümer
im Bett

Sowohl was das eigene Verhalten vor, während und nach dem Sex betrifft, als auch was das vermeintliche Verhalten anderer Paare angeht, gibt es jede Menge krasser Irrtümer auf deutschen Matratzen.

Der größte Irrtum, was andere angeht, ist wohl die heimliche Sorge, daß in anderen Betten jede Nacht das passiert, was im eigenen nie stattfindet. Wenn man den Medien glaubt, haben alle anderen Menschen den Traumpartner gefunden, mit dem sie Tag und Nacht lustvolle Orgasmen erleben und ständig neue Stellungen probieren. Glaubt man Presse und besonders der Werbung, sind viele Menschen ständig damit beschäftigt, via Flirt neue Partner anzumachen – und mit diesen dann wiederum fröhliches Bettchen-wechsle-dich zu spielen. Ich persönlich kriege schon Komplexe, wenn ich diesen Werbespot sehe, in dem eine erotische Schönheit mit blutrotem, feuchtem Küß-mich-Mund in eine 08/15-Pizza beißt und ihr männliches Gegenüber bei diesem Anblick vor Verzückung die Augen verdreht. Jeder Zuschauer weiß in diesem Moment: Nach dem Verzehr der eher langweiligen Pizza landen die zwei todsicher in der Kiste! Mir würde es niemals gelingen, einen Traummann mit einer Tiefkühlpizza zu verführen. Eher schon würde das Lustobjekt mir diese in das sorgfältig geschminkte Gesicht klatschen …

Aber jetzt gibt es Entwarnung! Die Wirklichkeit sieht gottlob anders aus. Seit Aids unser Liebesleben bedroht, wurden zahlreiche repräsentative Studien über das tatsächliche Sexualverhalten der amerikanischen und europäischen Bevölkerung erstellt. (Eine der größten war »The Social Organization of Sexuality« mit 3400 Teilnehmern der Universität Chicago. Ferner gab es eine Umfrage von Prof. Dr. Werner Habermehl, Hamburg, Gesellschaft für empirische Sozialforschung, 1995.) Die Ergebnisse sind diesseits und jenseits des Atlantiks quer durch alle Schichten ziemlich gleich. Demnach ist in den neunziger Jahren die Lust am Experimentieren weitgehend passé – sowohl was den Partnerwechsel betrifft als auch den Sex selbst. Hausmannskost ist angesagt, und zwar mit dem eigenen, langjährigen Partner. Ungefähr achtzig Prozent aller Paare sind treu, dabei aber durchaus mit Lust bei der Sache. Mehr Frust gibt es dagegen bei den angeblich »Swinging« Singles. Sex gibt es sowohl in deutschen, englischen, finnischen, französischen (!) als auch amerikanischen Haushalten keineswegs täglich: ein Drittel treibt es zweimal die Woche, ein Drittel nur ein paarmal im Monat – und viele verzichten ganz. Fehlanzeige auch bei ausgefallenen Sexualpraktiken, ungewöhnlichen Plätzen für die Liebe oder gar Sex in der Gruppe: fast alle befragten Paare bleiben hübsch ordentlich zu zweit auf der heimischen Matratze.

Soviel zu den Irrtümern, was den Vergleich mit anderen Betten betrifft. Aber auch, was die Ereignisse im eigenen angeht, kann mancher Irrtum die Liebesnacht zur völligen Katastrophe werden lassen.

Nimm mich so, wie ich bin ...

Das kann bös ins Auge gehen. Die erste Liebesnacht mit ihrem mittlerweile langjährigen Partner entfiel bei meiner Freundin Eve, weil sie einen fürchterlichen Lachanfall bekam, als er sich aus der Hose schälte. Woraufhin er natürlich tödlich beleidigt war. Der Grund ihres Heiterkeitsausbruchs: Er trug eine ausgebeulte Nato-olivfarbene Armeeunterhose. So nicht, meine Herren! Über die Hälfte aller Frauen möchte ihn aus einem geschmackvollen, knapp sitzenden Slip oder einer flotten Boxershorts schälen. Was ebenso unbeliebt ist: Die männliche Unsitte, alles auszuziehen – bis auf die Socken. Während eine Frau in nichts außer Strapsen und Seidenstrümpfen hocherotisch ist, ist ein Mann in Socken grundsätzlich nur lächerlich. Also, meine Herren, ab zur Fußpflege und runter mit den Socken!

Auch mit der Körperpflege ist das so eine Sache. Manche tun nichts, andere zuviel des Guten. Letzteres allerdings eher die Frauen. Ganz obenan auf der Skala der Intimsünden steht Mundgeruch, namentlich Zigaretten- und Alkoholfahne. Diesen mögen laut einer neuen deutschen Umfrage fünfundziebzig Prozent aller Frauen nicht. (Umfrage Habermehl, s. Seite 23) Ziemlich lächerlich finden auch viele jenen Typus, der kurz vorher noch einmal im Bad verschwindet und geräuschvoll die Achselhöhlen einsprüht. Dafür finden Männer es ausgesprochen abtörnend, wenn sie mit einer dicken Schicht Nachtcreme zum Verkehr aufkreuzt. Irgendwie verständlich, oder nicht? Selbst in Sachen Reinlichkeit kann man noch vieles falsch machen. Wenig erotisierend wirkt es zum Beispiel, wenn sie vorher die Seidenbettwäsche mit Handtüchern auslegt und die Kosmetiktücher auf dem Nachtschrank bereitstellt. Genauso unbeliebt ist die männliche Angewohnheit, direkt nach dem Verkehr aus dem Bett und unter die Dusche zu stürzen. Fazit: Hygiene muß sein, einen ungepflegten Körper sollte man niemandem zumuten. Aber deshalb muß man auch nicht gleich übertreiben. Eine reizvolle Variante, die zu Sauberkeit und Sinnesfreuden gleichermaßen führt, ist die gemeinsame Dusche oder das geteilte Bad. Es kann sehr stimulieren, wenn man sich bereits unter Wasser zärtlich streichelt, während es hinterher ein glückliches Gefühl wohliger Zweisamkeit und Nähe schafft.

Wer keinen Orgasmus hat, ist ein Versager

In den erwähnten Untersuchungen gaben sechsundneunzig Prozent aller Männer an, jedesmal beim Verkehr einen Orgasmus zu haben. Von den Frauen konnte das nur etwa jede vierte von sich behaupten.
Keinen Orgasmus zu haben, obwohl Erektion und sogar Ejakulation erfolgen, gibt es höchst selten. Derartige Störungen sind bei Männern psychisch bedingt. Ein anderes Problem liegt vor, wenn er zwar eine Erektion hat, es aber nicht zu Orgasmus und Samenerguß kommt. Hält dieser Zustand lange an, kann es beim Sex für beide äußerst quälend sein. In diesem Fall muß nach den Ursachen gesucht werden. Mediziner sprechen von einer »Ejaculatio retarda«. Sie kann seelisch bedingt sein, aber auch von

Medikamenten verursacht werden (zum Beispiel Psychopharmaka). Da diese Störung, aus welchen Gründen auch immer, beide Partner psychisch so sehr belasten kann, daß auch die Frau gar keine Lust mehr zur körperlichen Liebe verspürt, ist ärztliche Hilfe angeraten. Betroffene sollten sich nach einem guten Sexualtherapeuten erkundigen.

Ärztliche Hilfe brauchen Frauen in der Regel nicht, wenn sie nicht zum Höhepunkt kommen. Es sei denn, es liegen schwerwiegende seelische Störungen vor (z. B. Vergewaltigung in der Kindheit), oder das Problem ist umfassender. Dergestalt nämlich, daß auch jegliche Libido, also die Lust zum Sex, völlig fehlt. Total streichen sollten Sie jedoch das Wort »frigide« aus Ihrem Sprachgebrauch. Ein modernes medizinisches Lexikon definiert diesen Begriff sehr richtig als »veraltete Bezeichnung für eine (abwertend) als ›Geschlechtskälte‹ beschriebene, sexuelle Funktionsstörung der Frau« (Pschyrembel – Klinisches Wörterbuch).

Hier die häufigsten Faktoren, die bei Frauen zur Unfähigkeit, einen Orgasmus zu erleben, führen können:

- Eine verklemmte Erziehung nach dem Grundsatz: Sex ist etwas Schmutziges, das du hinnehmen mußt, wenn du einen Mann und Kinder willst.

- Angst oder sogar Ekel vor dem eigenen Körper und die Unfähigkeit, die eigenen Geschlechtsteile zu berühren und dadurch zu erfahren, was einem Freude bereitet.

- Schuldgefühle bei Liebestechniken, zum Beispiel Oralverkehr, die Frauen nachweislich mehr Freude bereiten können.

- Die früh einstudierte Praxis, einen Orgasmus zu simulieren, um der Erwartungshaltung des Partners gerecht zu werden. (Dem tun Sie damit aber überhaupt keinen Gefallen: Erstens suggerieren Sie ihm fälschlicherweise, daß er das richtige tut. Zweitens wird er zu Recht böse, wenn er erfährt, daß er monatelang getäuscht wurde.)
- Die Aufgabe des eigenen Willens im Bett, das heißt, niemals zu sagen oder zu zeigen, was man wirklich möchte (so rutschen Sie immer tiefer in die Frustration!).
- Die Fehleinschätzung: Ich bin eben im Bett nicht gut.

Der am weitesten verbreitete und überhaupt häufigste Grund ist jedoch: *der falsche Partner.* Frauen haben ein unseliges Händchen dafür, sich den falschen Mann auszusuchen. Aus falsch verstandener Treue, aus Mitleid, aus Pflichtbewußtsein, aus finanzieller Abhängigkeit oder aus Angst vor dem Alleinsein hängen unendlich viele Frauen jahrelang an Partnern, die es nicht wert sind, an solchen, die im Bett wirklich nur an sich selbst denken, oder jenen, die die Frauen finanziell oder moralisch ausbeuten. Sogar Männer, die immer nur Liebesbeweise nehmen, nie aber selbst etwas geben, haben erstaunlicherweise Frauen. Nicht zu vergessen das große Heer jener Vertreter des starken Geschlechts, die Frauen immer nur unterdrücken oder gar erpressen (»Ohne mich könntest du gar nicht leben!«).
All dies kann bei Frauen einen Orgasmus wirkungsvoll verhindern. Aber das bedeutet nicht, daß sie deswegen überhaupt keinen Spaß im Bett haben kann. Vielmehr

sollten sich Männer, die eine Frau frigide nennen, an die eigene Nase, pardon, den Penis fassen. Wege aus der Krise: Seien Sie ganz ehrlich zu sich selbst. Forschen Sie, welche der vorgenannten Ursachen in Ihrem Fall möglicherweise zutreffen könnte. Wenn es der falsche Partner ist, scheuen Sie sich nicht, andere auszuprobieren. Es gibt einen, der es besser kann! Öffnen sie sich Berührungen und neuen Techniken im Bett. Erforschen Sie Ihren eigenen Körper! Sprechen Sie mit Ihrem Partner über ihre Probleme. Versuchen Sie, Probleme aus Jugend und Kindheit mit Intellekt und Verstand anzugehen. Beispiel: Es ist wirklich unsinnig, Sex für etwas Schmutziges, Obszönes oder gar Verbotenes zu halten. Wenn Ihre Probleme zu tief sitzen, zögern Sie nicht, therapeutische Hilfe in Anspruch zu nehmen.

Einen anderen Aspekt sollten wir jedoch nicht unbeachtet lassen, denn nicht alle Frauen sind gleich, und ein Orgasmus ist wirklich nicht für jede das Höchste. Es gibt Frauen, für die es das höchste Glück ist, ihren Mann zufriedenzustellen und ihn dadurch an sich zu binden. Sät man bei diesen Frauen Zweifel, verhilft man ihnen zu sehr fragwürdigem Glück, denn dann werden sie unsicher. Orgasmus hin oder her: Wenn Sie in der jetzigen Situation auch ohne glücklich sind – warum nicht?

Schließlich gibt es Frauen, denen zärtliches Petting und romantisches Schmusen über alles geht. Haben wir das als Teenager nicht alle gern gehabt? Lassen Sie diesen wichtigen Teil der körperlichen Liebe nicht untergehen! Er kann auch sehr befriedigend sein.

Darüber spricht man nicht

Seltsamerweise scheint bei vielen Menschen, kaum daß sie den ersten Kuß getauscht haben, das Sprachzentrum zu versiegen. Erstens sprechen sie während des ganzen Geschlechtsverkehrs kein Wort und absolvieren schweigend die Übungen. Zweitens sprechen sie vorher oder nachher nicht darüber. Bloß keine Tabus berühren! Dieses gespenstische Stummfilmgebaren ist nicht nur erschreckend, es macht auf Dauer auch den Sex kaputt. Dies behauptet jedenfalls der Hamburger Ehetherapeut Dr. Klaus Heer. Ohne verbalen Austausch ist auf Dauer keine Befriedigung möglich, und zwar aus vielerlei Gründen: Der Mann tut in der Regel, was er will, und er wird auch befriedigt. Die Frau traut sich jedoch nicht zu sagen, was sie möchte – geschweige denn, welchem seiner Wünsche sie vielleicht nicht folgen möchte. Sprachlosigkeit in bezug auf das Wie führt rasch zur Frustration. Niemand muß im Bett auf seine persönliche Befriedigung verzichten, und niemand muß im Bett etwas tun, das er nicht will, auch nicht dem anderen zuliebe. Ein schlichtes »bitte nicht« oder »das möchte ich nicht« wird der Liebe nicht schaden.

Genauso fatal ist Sprachlosigkeit während des Verkehrs, weil dann keiner von beiden weiß, ob es dem anderen gefällt und was er gerade empfindet. Warum sagen Sie nicht »weiter so!«, wenn etwas besonders schön ist, oder »Ich liebe dich«, wenn Sie gerade so fühlen.

Sprachlosigkeit während der Liebe kann noch einen schlimmen Grund haben: nämlich den, daß man mit den Gedanken ganz woanders ist, etwa noch im Büro. Ihr

Partner wird es merken, und sei es auch nur daran, daß die Frau völlig teilnahmslos herumliegt oder sein gutes Stück trotz aller Verführungskünste schlaff bleibt – der andere wird tief verletzt sein. Der beste Rat für solche Fälle: Lassen Sie sich in einer Situation, wo Sie jede Menge anderer Probleme lösen müssen, nicht auf Sex ein. Sagen Sie Ihrem Partner ganz ehrlich: »Schatz, ich hab im Moment den Kopf voll mit anderen Dingen. Bitte sei nicht böse!«

Sex gehört ins Schlafzimmer

Komischerweise denken die meisten Menschen erst so, wenn sie ein Schlafzimmer haben! In Jugendzeiten, als man noch keine sturmfreie Bude hatte und kein Bett zur Verfügung stand, haben wir es doch auch überall sonst getrieben: im Auto, und wenn's der kleine Mini war, in Wald und Wiese und in Nachbars Gartenschuppen. Kaum jedoch hat man ein Bett und einen Ehering, ist es vorbei mit der sexuellen Kreativität.

Lassen Sie das nicht zu! In den sexuellen Phantasien der meisten Menschen spielt keineswegs ein Bett die Hauptrolle. Frauen träumen davon, einmal auf dem Küchentisch genommen zu werden (ohne deshalb gleich eine gute Hausfrau zu sein!), oder an einem einsamen Strand unter Palmen. Er träumt vielleicht davon, es einmal im Wasser zu tun oder nach Jahren mal wieder im Auto. Viele dieser Wünsche kann man sich und dem anderen erfüllen, auch wenn man nicht mehr so gelenkig ist wie mit achtzehn. Der beste Zeitpunkt für einen Ortswechsel ist sicherlich der Urlaub. Sie machen einen Spaziergang an einem einsamen Strand oder über gähnend leere Almenwiesen? Dann verführen Sie Ihren Partner nach Strich und Faden! Oder, wenn Ihnen das mehr liegt, sagen Sie einfach: »Ich habe jetzt wahnsinnig Lust auf dich!« Sie haben ein Appartement gemietet und möchten Ihre Freundin im Bikini, die gerade kocht, verwöhnen? Streicheln Sie sie liebevoll, schmusen Sie mit ihr. Und stellen Sie den Herd einfach ab …

Vor Jahren kamen mein damaliger Partner und ich eher gezwungenermaßen auf ausgefallene Ideen, was den Platz für die Liebe betrifft. Wir hatten einen Segeltörn in der Karibik gebucht – aus finanziellen Gründen natürlich nicht die Luxusvariante (großes Schiff, wenig Menschen), sondern die für Touristen (kleines Schiff, viele Menschen). Schon die Kabine teilten wir mit einem anderen Paar, und auf dem Schiff waren wir nicht eine Sekunde allein. Überall wuselten andere Leute herum. Und siehe da, plötzlich ging es auch ohne Bett. Wir taten es bei Landausflügen an menschenleeren Stränden, in flachen Buchten im warmen Wasser und eines Nachts sogar im hinter dem Schiff dümpelnden Beiboot. Zugegeben, braune Haut, viel nacktes Fleisch, feurige Samba-Klänge und die prickelnd-erotisierende karibische Luft taten das Ihre dazu.

Wenn sich Ihr Partner ein Herz faßt und an einem anderen Ort als dem Schlafzimmer einen zärtlichen Annäherungsversuch macht – weisen Sie ihn nicht brüsk ab! Versuchen Sie doch einfach mal, der neuen Sache etwas abzugewinnen – vielleicht macht es Ihnen ja Spaß? Und wenn nicht, nehmen Sie es von der heiteren Seite und sagen Sie sich: Wir tun hier auf dem Küchentisch schließlich nichts anderes als sonst im Bett … Kein Grund, den Partner, der Mut gezeigt hat, völlig zu frustrieren.

Ich selbst habe da auch noch so einen Traum: Ich würde es so gern einmal im Flugzeug tun. Das habe ich vor Jahren mal in einem Film gesehen. Allerdings im Zeitalter der ausgebuchten Touristen-Bomber ist das kaum noch in die Tat umzusetzen. Da müßte ich schon ein eigenes Flugzeug chartern. Meine Freundin Ines träumt davon, ihren Mann in einem eigenen, mit orientalischen Kacheln gefließten Pool zu verführen. Wartet nur, Männer, bis wir beide im Lotto gewonnen haben!

Licht aus, Klamotten runter

Bestimmt haben Sie das auch schon erlebt: Man arbeitet sich (noch bei passabler Beleuchtung) eng umschlungen und begierig zum Schlafzimmer vor. Plötzlich fummelt einer von beiden (meist der Wohnungsinhaber) an der Wand herum – und, zack, geht das Licht aus. Im Zappendustern nestelt man verzweifelt an Knöpfen, Schnallen und Reißverschlüssen herum und tastet sich hilflos zu der Stelle vor, wo man eine erogene Zone vermutet. Warum nur tun Menschen sich (und anderen) so etwas an?

Dahinter stecken ein paar ganz massive (und völlig unbegründete) Ängste:

- Der andere könnte einen, nackt und bei Licht besehen, nicht mehr so begehrenswert finden, weil man einen kleinen Bauch hat, der Po hängt und die Brüste zu klein sind. Aber: Perfekt ist kaum jemand. Jeder hat seine kleinen Schönheitsmängel, auch der oder die für die Nacht Auserwählte. Es muß also niemand etwas verstecken. Die meisten vermeintlichen Schönheitsfehler sieht man sowieso nur selbst, und andere mögen sie vielleicht sogar. Viele Frauen mögen Männer mit Bauch, viele Männer Frauen mit kleinen Brüsten oder weiblichen Hüften. Und in diesem Moment, wo Sie scharf aufeinander sind, spielt das alles ohnehin nur noch eine untergeordnete Rolle. Außerdem: Ein nackter Körper törnt beim Sex zusätzlich an. Also über Bord mit unnötigen Komplexen!

• Er/sie muß nicht sehen, wie ich entzückt die Augen verdrehe, vor Anstrengung rot anlaufe, schwitze und beim Orgasmus blöde grinse. Auch falsch, denn gerade das macht unheimlich geil. Zu sehen, wie der andere langsam immer mehr in Fahrt kommt, wild wird und sich dem Höhepunkt nähert, spornt einen selbst unheimlich an! Niemand sieht beim Geschlechtsverkehr besonders attraktiv aus. Und genau diese Tatsache hindert auch viele Frauen daran, sich richtig gehenzulassen.

Sie sehen, es ist durchaus einen Versuch wert, mal das Licht anzuknipsen. Es muß ja kein Flutlicht sein; eine abgedunkelte Nachttischlampe reicht völlig. Besonders romantisch: Kerzen.

Triebfeder der Lust:
Hormone

Das Phänomen Liebe gibt uns allen mehr oder minder große Rätsel auf. Und zwar sowohl denen, die es »erwischt« hat, wie auch Freunden und Verwandten, die dem Geschehen verblüfft zuschauen. Was wir so pauschal als Liebe bezeichnen, äußert sich in völlig verschiedenen Formen. Und nahezu jede davon ist irrational und daher für Außenstehende unverständlich. Mit Ausnahme vielleicht jener Nächstenliebe, die den schwachen, armen und kranken Mitmenschen meint und ihm Schutz, Fürsorge und Hilfe angedeihen läßt. Diese Form der Liebe ist für jedermann verständlich und erhebt den Menschen über das Tier. Andere Varianten sind rätselhaft, weil sie sich gemeinhin jeder rationalen Erklärung entziehen. Und dennoch: Fast jeder von uns erlebt tagtäglich Beispiele solch »ganz normalen Wahnsinns«.

• Margit und Petra machen gemeinsam Urlaub in einem Ferienclub auf einer sonnigen Mittelmeerinsel. Am dritten Tag ist die Idylle vorbei. Die jungen Mädchen sitzen am Pool und schlürfen genüßlich einen Drink. Und plötzlich steht ER vor ihnen. Petra schickt insgeheim ein Stoßgebet gen Himmel, denn sie ahnt, was jetzt passiert. Ein muskulöser, braungebrannter Körper, knackiger Po in enger Badehose, wallendes, ebenholzschwarzes Lockenhaar, ein glutheißer Blick – Margit steht in Flammen. Ihr Puls rast, das Herz klopft, das Blut gerät in Wallung, sie kann den Blick nicht abwenden von diesem schönen Mann. Kein Blick hingegen dafür, daß hinter ihm schon Dutzende anderer Mädchen mit demselben begehrlichen Blick lauern. Kein Gedanke daran, daß sie gerade vom Liebeskummer um einen ähnlich schönen Schürzenjäger genesen ist, der auch nicht eine Woche treu war. Auch kein Gedanke an die Freundin, die sie stehenläßt, als habe es sie nie gegeben, als der Beau fragt: »Gehen wir ein Eis essen?« Nur eine Woche später darf Petra ihre schluchzende Freundin trösten; der Beau hat längst eine andere. Insgeheim fragt sich die Freundin jedoch: Warum macht sie das immer wieder, warum sucht sie sich immer wieder Männer, mit denen sie nicht glücklich werden kann? Wo bleibt bloß der Verstand?!

- Jenseits aller vernünftigen Erklärungen liegt auch das, was meine eigene Mutter im Alter von fünfzig Jahren tat: Sie verliebte sich im Urlaub in einen Heiratsschwindler. Daß er einer war, wurde ziemlich schnell offenkundig, doch Mutter hielt die Augen fest verschlossen: alles nur Neider, die ihr so etwas sagen wollten! Daß er immer wieder Geld von ihr bekam und sie seinetwegen Schmuck versetzte, verschwieg sie der Familie. Schließlich ließ sie sich sogar scheiden, was das Ende ihrer finanziellen Sorglosigkeit war. Als sie ihren Traummann nun heiraten wollte, saß der längst im Gefängnis. Und – wie fassungslos waren wir Kinder – als er wieder herauskam, wollte sie ihn mit Freuden wieder aufnehmen. Das vereitelte jedoch eine treue Freundin von Mutter, die ihr mit eigenen Ersparnissen gerade zu einer passablen neuen Existenz verholfen hatte. Mutter jedoch wurde noch Jahre später fuchsteufelswild, wenn eine von uns ein schlechtes Wort über den Mann ihrer Wahl fallenließ. Welche dubiose Himmelsmächte haben solche Menschen im Würgegriff?!

- Und auch das ist Liebe, nämlich Mutterliebe: Unter großen Mühen hat Helga ihren Sohn allein großgezogen. Heute ist er fast vierzig, wohnt immer noch bei seiner Mutter, hat nahezu ihre gesamten Ersparnisse verbraucht, lebt luxuriös und arbeitet wenig, während seine Mutter sich fast nichts gönnt – und dennoch läßt die alte Dame nichts auf ihren Buben kommen. Solche kuriosen Fälle von Mutterliebe beobachtet man oft: Die Söhne können rauben, mit Drogen handeln, ja sogar morden – der einzige Mensch, der unverrückbar an den guten Kern glaubt, ist die Mutter. Was für ein genetisches Programm ist hier am Werk?

Auch Amors Pfeil kann, im grellen Licht des Verstands betrachtet, bei Menschen Verheerendes anrichten. Plötzlich schlagen sich ausgemachte Schlafmützen die Nächte um die Ohren; Antialkoholiker trinken literweise Champagner; Bewegungsmuffel haben stundenlang Sex; leidenschaftliche Esser kriegen keinen Bissen mehr hinunter; Pflichtbewußte versäumen jeden Termin, und eher introvertierte Naturen fangen plötzlich an, sich zu putzen wie ein Pfau. Alles, wovon wir bisher dachten, daß der Körper es regelmäßig braucht, scheint nun überflüssig: ein harmonisches Leben, ausreichend Schlaf, genügend Nährstoffe für den Organismus, eine geregelte Beschäftigung.

Doch erstaunlicherweise nimmt der Mensch dabei keinen Schaden: Er ist euphorisch, gesund und guter Dinge. (Möglicherweise hat sich die Natur allerdings etwas dabei gedacht, daß sie den Zustand »Verliebtsein« nicht andauern läßt, denn vermutlich hält das kein Mensch sehr lange aus!) Der Verliebte braucht nichts anderes mehr als Wolke sieben und die rosa Brille. Doch damit nicht genug der Irrungen: Auch das geliebte Objekt verwandelt sich im Zustand des Verliebtseins in geradezu märchenhafter Weise. Kleine, runde Männer in tristen grauen Anzügen mausern sich zu sportgestählten Adonissen, langweilig vor sich hin kichernde Mauerblümchen werden unversehens zu geistsprühenden Partylöwinnen, und nicht wenige Kassierer haben, ist nur jemand verliebt genug in sie, die einmalige Chance, vorübergehend zum Bankdirektor befördert zu werden. Zumindest in den Augen jener Menschen, die sich aus unerfindlichen Gründen in sie verliebt haben.

Ob Verliebte sich das nun selbst schöngeredet haben oder der andere dabei diskret nachgeholfen hat, spielt keine Rolle: Verliebte glauben alles. Sind diese Menschen überhaupt noch zurechnungsfähig?!

Liebe – ein biochemisches Feuerwerk

Am Zustandekommen von Gefühlen, verliebten Reaktionen und sexueller Lust ist eine Riesenpalette verschiedenster biochemischer Stoffe und ihrer Reaktionen untereinander beteiligt. Dazu gehören Hunderte verschiedener

Botenstoffe und Moleküle sowie hundert Milliarden Nervenzellen (Neuronen). Doch die wirken nicht selbsttätig, sondern sie werden vielmehr beeinflußt von dem, was unsere Sinnesorgane melden, also Augen, Ohren, Nase, Mund und Haut. Auch das, was wir Verstand nennen, spielt eine Rolle, selbst wenn es manchmal nicht so aussieht. Das alles geht Hand in Hand mit unseren im Gehirn gespeicherten Lebenserfahrungen.

Ein typisches Beispiel: Stellen Sie sich vor, Sie wären eine Frau auf der Suche nach dem Mann fürs Leben und hätten schon eine unerfreuliche Erfahrung mit einem verheirateten Partner hinter sich. Auf einer Party lernen Sie einen gutaussehenden, charmanten Mann kennen. Erste Gefühle regen sich. Ihr Interesse ist geweckt, alle Sinne sind geschärft. Sie plaudern angeregt und versuchen, mehr über diesen Menschen zu erfahren. Aha, er geht zum Golfen. Im Club, mit Freunden? Nein, meistens mit meiner Frau. Stop – sagte er »FRAU«?! Und schlagartig ist Schluß mit Ihrer Erregung, mit den kleinen Schmetterlingen im Bauch, der prickelnden Haut, dem erhöhten Pulsschlag. Als ob jemand den Schalter ausgeknipst hätte, ist das biochemische Feuerwerk plötzlich vorbei, da hier Verstand, Wille und Erfahrung – bloß keinen verheirateten Mann mehr! – die Oberhand behalten haben. Diese Lektion ist tröstlich: Wir sind keine willenlosen Opfer unserer außer Rand und Band geratenen Körperchemie!

Wenig Chancen haben unsere genetischen und biologischen Anlagen auch dann, wenn wir in verliebten Momenten anerzogenen Moralvorstellungen, gesellschaftlichen Werten und Tabus zuwiderhandeln. Je nachdem, wie stark der einzelne von solchen Einflüssen geprägt ist, werden sie in entscheidenden Momenten die Oberhand behalten. Das ist tragischerweise auch der Fall bei Müttern, die wider alle Vernunft auch noch dann zu Kindern stehen, wenn sie zu Schwerverbrechern geworden sind. Mütter lieben ihre Kinder, etwas anderes ist gar nicht denkbar. Hierbei spielen allerdings auch andere Faktoren eine Rolle, zum Beispiel die Frage nach dem Sinn des eigenen Lebens: Wofür habe ich zwanzig Jahre lang geschuftet, wenn ich jetzt zugebe, daß das Kind nichts taugt? Aber auch hormonelle und andere biologische Voraussetzungen beeinflussen mütterliches Verhalten, doch das sei nur nebenbei erwähnt.

Wir wollen uns jene biologischen Vorgänge und Stoffe näher ansehen, die in unserem sexuellen Leben eine Rolle spielen.

Fünf Sinne, die alles ins Rollen bringen

Von allein gerät unser Blut nicht in Wallung, rüsten auch unsere Hormone nicht für den Geschlechtsverkehr. Sie brauchen dazu einen sanften Kick, den Sie über Ihre fünf Sinne erhalten. Allen voran das Auge. Es ist die erste, alles entscheidende Erregungsschwelle. Ob den Damen das paßt oder nicht, die inneren Werte werden erst später berücksichtigt. Wie sagte der Herausgeber der Wiener Zeitschrift »Die Fackel«, Karl Kraus, einmal so treffend: »Es kommt gewiß nicht nur auf das Äußere an. Auch die Dessous sind wichtig.« (Nicht verzagen, meine Damen, unser

Geschlecht macht es genauso.) In Sekundenschnelle erfaßt das Auge Details wie schöne Locken, makellosen Teint, tolle Beine, flotten Minirock, ansprechendes Lächeln, und dieser Eindruck wird umgehend ans Gehirn gemeldet. Ist er positiv, werden dort oben die Weichen gestellt.

Zwischenzeitlich sind auch unsere Geruchsorgane nicht untätig gewesen. Wir Menschen haben eine Palette von Lock- und Duftstoffen, die von Schweiß-, Talg- und Duftdrüsen produziert werden. Das ist durchaus ähnlich wie im Tierreich und erfüllt auch denselben Zweck, nämlich das andere Geschlecht auf sich aufmerksam und schließlich zu Willen zu machen. Jene Düfte riechen meist ein wenig nach ranziger Butter oder altem Fisch. Wir erzeugen verschiedene dieser Duftstoffe, unter anderem die Pheromone, die auch im Tierreich vorkommen. Beim Menschen finden sich Spuren davon im Schweiß des Mannes und im Urin der Frau. Jene natürlichen Düfte sind es allerdings eher nicht, die wir beim ersten Kontakt mit einem anderen Menschen wahrnehmen, denn die waschen wir ja in der Regel sauber ab! Dafür besprühen wir uns mit Stoffen aus dem Pflanzen- und Tierreich, die einen verblüffend ähnlichen Geruch verbreiten. Das beste Beispiel ist Moschus, ein Drüsensekret vom gleichnamigen Ochsen. Irgendwie eine ebenso kostspielige wie unsinnige Prozedur! Aber was tun wir nicht alles, nur weil es alle anderen auch tun!

Es wäre doch einen Versuch wert, einmal auf Parfüm zu verzichten und sich auf die körpereigenen Lockstoffe zu verlassen, zumindest in intimen Stunden. Tatsächlich riecht unser frischer Achselschweiß nicht unangenehm.

Das passiert erst, wenn er länger auf der Haut mit Bakterien in Berührung kommt.

Auch die Dufteindrücke werden ans Gehirn gemeldet. Sind sie in Ordnung, dann tragen sie dazu bei, daß dort weitere Aktivitäten in Richtung sexueller Vereinigung ablaufen. Und während Sie jetzt vielleicht schon den ersten Körperkontakt mit dem anderen aufnehmen, eine zufällige Berührung der Hand zum Beispiel, sind in Ihren Nervenbahnen bereits jede Menge Botenstoffe aktiv, die Weiteres veranlassen. Mit ungefähr 1,2 Quadratmetern ist die Haut auch unser größtes Sinnesorgan, und das sollten wir für unsere Zwecke nutzen! Unter der Haut sitzen Rezeptoren, die jede Berührung registrieren, ja, die sogar unterscheiden können, ob es sich um einen liebevollen, sanften Druck handelt oder um etwas, das uns nicht guttut. In diesem Zusammenhang ist es wissenswert, daß einige der empfindlichsten Hautpartien (neben anderen erogenen Zonen, die wir später noch ausführlich behandeln werden) die Lippen und die Zunge sind. Deshalb stimuliert ein Zungenkuß natürlich weit mehr als jede andere Berührung, zumal dabei noch ein anderes Sinnesorgan stimuliert wird, das ansonsten eher bei der »Liebe durch den Magen« eine Rolle spielt: der Geschmackssinn. Der Geschmack des anderen ist höchst individuell – und ob der ankommt, entscheidet mit über die erotische Anziehungskraft zwischen zwei Menschen. All diese Eindrücke, die über die Haut aufgenommen werden, werden von feinen Rezeptoren registriert und prompt an das Gehirn weitergegeben, wo die eigentliche Kommandozentrale für Liebe und Sex sitzt.

Sex fängt im Kopf an

Aber nicht in den grauen Zellen. Denkvorgänge sind in diesem Zusammenhang von eher untergeordneter Bedeutung. Was jetzt passiert, findet im sogenannten »emotionalen Zentrum« des Kopfes statt. Wenngleich, wie wir vorher gesehen haben, es natürlich Rückkoppelungen mit dem vernunftmäßigen Zentrum gibt – dergestalt, daß Wissen und Erfahrungen berücksichtigt werden. Die Schaltzentrale im Gehirn ist der Hypothalamus, etwa bohnengroß, der die Kommandos für alle biochemischen Aktivitäten im Körper gibt. Er ist eng verbunden mit der benachbarten Großhirnrinde, die als erste alle Sinneseindrücke aufnimmt und dem Chef weitergibt. Im Hypothalamus laufen auch die Fäden des vegetativen Nervensystems zusammen. So können ohne Umwege Befehle und Impulse sofort auf den Weg geschickt werden. Wie in einer gut organisierten Firma delegiert der Chef. Der nächsthöhere »Angestellte« ist in diesem Fall die Hypophyse, die Hirnanhangdrüse. Sie ist etwa kirschgroß und besteht aus einem Hypophysenvorder- und Hypophysenhinterlappen. Die Hypophyse kann Befehle von oben weitergeben, sie muß aber auch selbst arbeiten. In der Hypophyse werden bestimmte Hormone gebildet, die wiederum die Produktion anderer, unter anderem der Sexualhormone, ankurbeln. Ein ganz wichtiges Hormon für die Liebe, das Oxytocin, produziert die Hypophyse selbst. Ein weiterer wichtiger Teil im Gehirn ist die Amygdala, der sogenannte Mandelkörper. Sie ist das Zentrum für Aggression, Freude oder Mißmut und nicht unwichtig bei der Liebe, denn ein gewisses Maß an kreativer Aggression tut dem Beischlaf ja ganz gut. Die Amygdala wird ausschließlich über das Riechzentrum stimuliert. Das heißt, mit diesem kleinen Organ reagieren wir auf sämtliche Sexuallockstoffe. Alles weiß die Forschung auch noch nicht, aber es scheint eine enge Verbindung zwischen Amygdala und Hypothalamus zu geben. Dieses Organ ist auch an Nervenbahnen gekoppelt, so daß alle am Sex beteiligten Bereiche und Stoffe in steter Kommunikation miteinander stehen. Vorstellen kann man sich das als eine Art Spirale, in der ständig jede Menge Befehle kreisen und so bestimmte körperliche Reaktionen auslösen.

Das Nervensystem kann man sich vereinfacht als eine Art Telefonnetz vorstellen, in dem Informationen und Anwei sungen von oben weitergegeben werden, und zwar an Stellen, die dann umgehend mit der Arbeit beginnen, zum Beispiel mit der Produktion von Hormonen. Im Prinzip ist Liebe machen nichts anderes als ein vom Gehirn in Gang gesetzter, hochgradiger Erregungsprozeß von Milliarden von Nervenzellen. Diese Nervenzellen sind es letztendlich, die die Produktion von Botenstoffen ankurbeln, den Kreislauf anregen und die Muskeln spielen lassen. Dabei wird in Bruchteilen von Sekunden die Rückmeldung an das Gehirn über die jeweils ablaufenden Aktivitäten erstattet. Ändert sich etwas im Ablauf oder läuft etwas nicht nach Plan, sind jederzeit Korrekturen möglich. Ein krasses Beispiel: Wenn sein bestes Stück während der Liebe schlappmacht, zieht ihr Gehirn auch sofort die Notbremse: keine Lust mehr.

Das Salz in der Suppe:
eine Prise Streß

Wir wissen noch längst nicht alles über die Biochemie des Begehrens. Für die Erforschung der puren Fleischeslust gab es bis vor zehn Jahren weder geeignete Methoden noch einen Grund, und damit auch kein Geld. Das hat sich geändert. Allein in Deutschland sind vier Millionen Männer impotent – offenbar Grund genug, sich allmählich um das Fortbestehen der Menschheit Gedanken zu machen. Bevölkerungspolitisch von Interesse sind zudem die zunehmenden Scheidungen sowie die anwachsende Zahl von Single-Haushalten und alleinerziehenden Elternteilen – weitere gute Gründe, das Liebesleben der

Menschheit genauer unter die Lupe zu nehmen. Die Methoden zur Erforschung der Biochemie der Gefühle liefern die modernen Wissenschaften der Neurobiologie und Molekulargenetik.

Viele Stoffe, die am Feuerwerk der Liebe beteiligt sind, kennt man inzwischen. Klar ist, daß nicht allein die Sexualhormone Östrogen, Testosteron und Oxytocin lüstern machen, da spielen andere Botenstoffe auch noch eine Rolle. An die zweihundert von geschätzten zehntausend solcher körpereigenen Liebeschemikalien sind mittlerweile entdeckt. Spannt man den Bogen ganz weit, könnte man sogar behaupten, daß nahezu alle Stoffe im Körper irgendwie an Reaktionen von Verliebten beteiligt sind. Enzyme, zum Beispiel, die für die Produktion einiger Hormone gebraucht werden, oder Vitamine und Mineralstoffe, die wiederum nötig sind, um Enzyme entstehen zu lassen. Und, und, und … Ein endloser Kreislauf!

Endorphine

Diese Hormone sind die körpereigenen Schmerzkiller. Von der Wirkung her sind sie durchaus mit Opium oder Morphium zu vergleichen. Sie sind übrigens unter anderem dafür zuständig, daß Frauen die starken Schmerzen bei einer Geburt überhaupt aushalten können. Im Liebesleben treten sie auf den Plan, wenn der Überschwang der ersten Verliebtheit vorbei ist und der graue Alltag der Zweisamkeit einzieht. Endorphine sorgen dafür, daß wir mit diesem Leben ohne Hochs und Tiefs glücklich und zufrieden sind und einen Abend zu zweit vor der Glotze genauso genießen können wie damals die langen Nächte in durchwühlten Laken.

Serotonin

Serotonin ist ein Hormon, das den Endorphinen eng verwandt ist. Auch Serotonin stimmt heiter, gelassen und ruhig. Serotonin reagiert aber ausgesprochen empfindlich auf negativen Streß wie etwa Geldsorgen, Ärger mit dem Chef und Streit zu Hause, dann sackt der Wert in den Keller, und der Mensch wird aggressiv, wütend oder traurig. Rasche Hilfe bringt in solchen Fällen übrigens eine Banane oder ein Stück Schokolade: beide enthalten eine Vorstufe des Serotonins, die Aminosäure Tryptophan, die der Körper zu Serotonin umbaut. Lustmäßig betrachtet ist ein hoher Serotonin-Spiegel im Körper durchaus dazu angetan, uns schneller auf Wolke sieben zu heben. Zudem scheint dieser Stoff nebst der Stimmung auch die Kommunikationsbereitschaft und das Selbstbewußtsein zu heben – und das macht zumindest das Kennenlernen etwas leichter. Bei Tieren glauben Forscher, beobachtet zu haben, daß Serotonin auch die sexuelle Empfindsamkeit erhöht. Ob das beim Menschen auch so ist, weiß man aber noch nicht.

Adrenalin

Adrenalin ist unser Streßhormon. Es rettet uns manches Mal das Leben, wenn es um Sekunden geht, beispielsweise bei einem Unfall, wenn Hilfe gebraucht wird. Adrenalin aktiviert in Null Komma nichts die absolut allerletzten Kräfte in Ihrem Körper, damit er wirklich bis zum Umfallen mit buchstäblich allen Kräften ums Überleben kämpfen kann. Dabei sorgt es dafür, daß sofort jede Menge Zucker aus den Speichern freigesetzt wird, um Energie zu liefern. Die Schilddrüse wird zu Hochleistungen angespornt, damit wir wirklich hellwach reagieren. Logisch, daß so etwas auslaugt und es auf Dauer krank macht, wenn man zu oft in Streßsituationen gerät. Auch Sex ist eine Streßsituation, und da ist ja durchaus nützlich, wenn vorübergehend alle Körpersysteme auf GO geschaltet und alle Sinne geschärft sind. Damit es im Ernstfall nicht kritisch wird, hat das Adrenalin einen Gegenspieler, das Noradrenalin. Es wirkt bremsend und ausgleichend. Wo Adrenalin den Blutdruck in die Höhe gepeitscht hat, senkt ihn Noradrenalin wieder. Noradrenalin spricht auf sinnliche Gerüche an, das erhöht den Ausstoß dieses Hormons. Daneben ist Noradrenalin an der Produktion vieler Hormone beteiligt, was wiederum die sexuelle Bereitschaft erhöht. Beide Streßhormone leisten also einen wichtigen Beitrag zu unserem Glück. Die biochemische Vorstufe dieser Hormone ist der Botenstoff Dopamin.

Phenylethylamin (PEA)

Dieser Botenstoff geisterte vor Jahren immer wieder durch die Presse. Er wurde als das große Liebeswunder des Jahrhunderts gefeiert, seine chemische Formel mutierte zur Liebesformel. Das PEA hat eine gewisse Ähnlichkeit mit Adrenalin. Es handelt sich um ein körpereigenes Aufputschmittel, ein Amphetamin, das bei beginnender Verliebtheit vom Gehirn als zentraler Botenstoff eingesetzt wird, so daß PEA jede andere der Liebe dienende Reaktion im Körper aktiviert. Längst ist noch nicht alles um diese geheimnisvolle Liebesformel entschlüsselt. Aber nach bisherigen Erkenntnissen scheint es wirklich PEA zu sein, das Verliebten den entscheidenden Kick gibt. Wenn der erste Höhenflug vorbei ist, sinkt auch der PEA-Spiegel im Körper, und zwar zugunsten der Endorphine. Wann das passiert, ist noch nicht ganz klar. Vermutlich hält der PEA-Wert bis zu drei Jahren. Warum er dann absackt, ist auch rätselhaft: Entweder, so meinen Wissenschaftler, weil die Stimulation fehlt oder weil die Andockstellen im Gehirn für diesen Botenstoff mit der Zeit nachlassen. Alles noch graue Theorie. Bislang weiß man noch nicht einmal, wo solche Andockstellen überhaupt sein könnten. Lediglich die Substanz konnte man aus dem Blut isolieren und deren Wirkung einigermaßen entschlüsseln. Auch die Jubelmeldung, daß man mit Schokolade zum PEA-Löwen wird, hat sich als Flop erwiesen. Der Stoff steckt zwar tatsächlich in der Schokolade, aber beim Verzehr wird er in Magen und Darm abgebaut – keine Chance, daß er ins Gehirn gerät, wo er Wirkung zeigen könnte! Vielleicht stehen uns da noch ein paar spannende Überraschungen bevor!

Aufregend weiblich
dank Östrogen

Volle Brüste, eine schmale Taille, sinnliche Hüften, ein sanft gerundeter Bauch, Beine bis in die Ewigkeit, eine Haut wie ein Pfirsich, Lippen so sinnlich wie der Kuß selbst und eine Stimme so unschuldig wie ein Engel und süß wie Honig: Marilyn Monroe. Das Sexidol der fünfziger Jahre heizte die erotischen Phantasien ganzer Armeen an. Kaum ein Spind ohne ihr Foto, jeder Film war ein Kassenschlager und von den besten Männern ihrer Zeit ließ sie sich Eheringe überstreifen: von Baseballstar Joe DiMaggio und Arthur Miller. Verhältnisse wurden ihr mit nahezu jedem angedichtet, der sie einmal ausführte: von Frank Sinatra bis zum amerikanischen Präsidenten John F. Kennedy. Daß dieses Weib derart sinnlich war, verdankt sie ihren Genen (und natürlich dem Schönheitssalon) und dem Weiblichkeitshormon Östrogen – über dreißig verschiedenen Hormonen, die unter dieser Sammelbezeichnung zusammengefaßt werden.

Das wichtigste ist das Östradiol. Mit Beginn der Geschlechtsreife setzt die Produktion in den Eierstöcken ein und sorgt für die Entwicklung der typisch weiblichen Geschlechtsmerkmale. Östrogen regelt den weiblichen Zyklus und sorgt für die monatliche Bereitstellung eines befruchtungsfähigen Eis in der Gebärmutter.

Doch Östrogen tut für die Damenwelt weit mehr, als die Frau zur Frau zu machen. Diesem Hormon haben wir es zu verdanken, daß wir besser vor dem Herzinfarkt geschützt sind als die Herren der Schöpfung: Östrogen beugt der Arterienverkalkung vor, indem es schädliches

Cholesterin abbaut. Neuesten amerikanischen Untersuchungen zufolge soll es im Alter, wo es natürlich künstlich zugeführt wird, sogar vor der gefürchteten Alzheimer-Erkrankung und der Osteoporose (die keineswegs ein Frauenleiden ist) schützen. Ein ausgewogener Östrogenspiegel im Körper macht Frauen ausgeglichen, fröhlich, psychisch und physisch widerstandsfähig. Mit solchen Ergebnissen kann das männliche Testosteron nicht aufwarten!

Auch für ein paar typische Schönheitsmerkmale legt sich das Superhormon ordentlich ins Zeug, zum Beispiel die faltenfreie glatte Haut. Östrogen kurbelt nämlich die Produktion der körpereigenen Hyaluronsäure an. Wir kennen sie inzwischen aus der Kosmetikindustrie, die sie der Natur schlicht abgekupfert hat. Das Antifaltenwunder sorgt für die Bindung von Wasser im Gewebe. Solange genügend Östrogen da ist, muß sich eine Frau keine Gedanken über Falten machen. An Marilyns blonden Locken hatte das Hormon ebenfalls einen gewichtigen Anteil, nicht jedoch an der Farbe (dafür sind die Gene zuständig oder der Friseur). Dank Östrogen sind Frauenhaare weicher, dünner und glänzender als die von Männern – und deshalb auch so schön in Locken zu legen.

In Sachen Liebeslust und Sex ist Östrogen primär dafür da, die Voraussetzungen zu schaffen. Schließlich hatte die Natur weniger die nackte Lust als die Arterhaltung des Menschen im Sinn! Dennoch: Ohne Östrogen läuft gar nichts. Die Hormone sorgen für eine starke Durchblutung im Scheiden- und Beckenbereich, was die Bedingung für Zellwachstum und den Aufbau von Schleimhäuten und Stützgewebe ist. Daß die Scheide feucht und dehnbar wird und der Penis überhaupt eindringen kann, ist auch ein Werk der Östrogene. (Übrigens ein gutes Argument für die Östrogentherapie jenseits der Wechseljahre – damit dann nicht alles vorbei ist.)

Doch die Natur beschränkt sich nicht darauf, das befruchtungsfähige Ei bereitzustellen. Schlau, wie sie ist, sorgt sie auch noch dafür, daß die Frau sich gefälligst darum kümmert, befruchtet zu werden! Sprich: Östrogene sind heftig am Werk, wenn frau sich nach einem Partner umschaut. Sie machen Appetit auf das andere Geschlecht und sorgen für die Bereitschaft zur Liebe. Lediglich daran, wie wir den Sex empfinden – ob wir Spaß und einen Orgasmus dabei haben –, hält sich das Östrogen raus.

Übrigens haben auch Männer einen Anteil Östrogen im Körper, und der nimmt mit zunehmendem Alter zu, das Testosteron dagegen ab. Nimmt der Östrogen-Anteil im männlichen Körper überhand, geht sexuell gar nichts mehr: tote Hose. Zudem kann es zu typischen Verweiblichungen kommen wie Brustbildung und nachlassendem Bartwuchs.

Östrogene bei Laune zu halten ist für die Frau eine ebenso vergnügliche wie einfache Sache: Haben Sie nur immer schön regelmäßig Sex – das spornt auch die Eierstöcke zu vermehrter Östrogenausschüttung an! Die leicht zu befolgende Faustregel lautet: Östrogene machen Sex erst möglich, Sex wiederum bringt Östrogene auf Trab!

Testosteron
weckt den Tiger im Mann

Dieses Hormon gehört zur Gruppe der Androgene, das sind im weitesten Sinne die männlichen Hormone, und Testosteron ist das wichtigste davon. Diesem Hormon verdankt der Mann seine typische Statur mit kräftigeren Muskeln und stärkeren Knochen als die Frau, die festere Haut, den Bart und die Körperhaare sowie den Stimmbruch. Auch zahlreiche musische und praktische Fähigkeiten werden mittlerweile dem Testosteron zugeschrieben. Ob er Komponist werden will oder lieber Häuser bauen möchte – auch daran hat der Testosteronspiegel im Körper einen Anteil.

Das männliche Hormon ist in erster Linie für die Entwicklung der männlichen Geschlechtsteile, also Hoden, Prostata und Penis, zuständig. Testosteron hilft auch den männlichen Samen auf die Sprünge: mit seiner Hilfe kommen sechzig bis hundertzwanzig Millionen Spermien (pro Milliliter) bei jedem Samenerguß zum Einsatz.

Daß der Mann auch seinen Mann stehen kann, und zwar buchstäblich, daran ist Testosteron ebenfalls beteiligt. Aber: Hormone okay = riesiger Ständer! – so einfach ist es leider nicht. Wie wir später noch ausführlich sehen werden (siehe »Die Sexualorgane des Mannes«), gibt es für mangelndes Stehvermögen seines besten Freundes eine ganze Reihe anderer Gründe. Vor Impotenz schützt dann leider auch nicht der beste Testosteronspiegel! Es wäre also ein Trugschluß, anzunehmen, daß eine Hormontherapie sein bestes Stück automatisch wieder aufrichtet.

Daß zwei zusammenfinden und Lust aufeinander verspüren – daran hat Testosteron einen maßgeblichen Anteil, und zwar bei Männern und Frauen gleichermaßen. Das berühmte Kribbeln in der Leistengegend, das Frauen genauso verspüren, wird vom Testosteron ausgelöst. Testosteron macht Lust auf Liebe und Appetit auf den Partner. Die Herren der Schöpfung treibt es im Bett zu Höchstleistungen an und ist maßgeblich dafür verantwortlich, daß der Mann jedesmal einen Orgasmus hat.

Auch im Körper der Frau findet sich ein geringer Anteil Testosteron, das in der Nebennierenrinde gebildet wird, im Gegensatz zum Mann, bei dem es in den Hoden produziert wird. Frau hat weniger von diesem Hormon, aber nach bisherigen Erkenntnissen scheint dieses bißchen beim Sex den Ausschlag zu geben. Testosteron hat offenbar bei der Frau großen Einfluß auf die Orgasmusfähigkeit, und je mehr sie davon hat, desto wahrscheinlicher bekommt sie einen. Das sollte jedoch Frauen mit Orgasmusproblemen keineswegs veranlassen, sich umgehend Hormonpillen zu besorgen. Erstens haben am Orgasmus noch etwa zweihundert andere Botenstoffe einen Anteil, und zweitens hat ihre Psyche auch noch ein Wörtchen mitzureden (und zwar ein gewichtiges), und drittens haben diese Medikamente eine Reihe unerwünschter Nebenwirkungen: Oberlippenbart, Brust-, Bauch- und Oberschenkelbehaarung. Es gibt viele Wege zum Orgasmus, die für eine Frau weit angenehmer sind.

Daß man aus Frauen mit entsprechenden Gaben männlicher Hormone auch Männer machen kann, haben wir früher oft genug im Leistungssport beobachten müssen. Anabolika heißen die Medikamente, die ein künstlich hergestelltes Testosteron enthalten. Es ist zwar in der Tat der Stoff, aus dem die Sieger gemacht werden, aber um welchen Preis! Inzwischen weiß man, daß Frauen sich diese Medaillen mit der eigenen Gesundheit erkauft haben. Langzeitschäden an Skelett und Muskulatur sind die Folgen – ganz zu schweigen von den äußeren Vermännlichungserscheinungen. Die Leistungssteigerung durch Doping erfolgt durch einen simplen Effekt der höheren Hormongaben, wodurch auch die Zahl der roten Blutkörperchen steigt, so daß viel mehr kraftspendender Sauerstoff in Organe und Gewebe gelangt. Mit dem Hormon Testosteron hängt übrigens auch eine einschneidende Veränderung im Stoffwechsel zusammen, von denen Männer bisher gern behauptet haben, daß sie nur Frauen betrifft: die Wechseljahre. Hormonforscher konnten inzwischen nachweisen, daß diese Umstellung in mittleren Lebensjahren auch den Herren nicht erspart bleibt. Der Wandel vollzieht sich bei ihnen allerdings schleichend, so daß Hitzewallungen, Depressionen und Migräne sich in der Regel nicht einstellen. Schleichend ändern sich bei ihm jedoch auch Libido und Potenz, was damit zusammenhängt, daß zwar noch genausoviel Testosteron produziert wird wie in früheren Jahren, aber ein größerer Teil davon in Östrogen umgewandelt wird. Und das hat bei ihm weder antörnende noch aufrichtende Wirkung ...

So verheerende Folgen, wie beim Mann ein Mangel an Testosteron in Sachen Wollen und Können hat, sind auf der anderen Seite nicht zu befürchten, wenn er zuviel Hormon im Blut hat. Sei es nun durch eine Laune der Natur oder durch eine, aus welchen Gründen auch immer, erfolgte medikamentöse Behandlung. Viele Jahre sind Wissenschaftler der Frage nachgegangen, ob zuviel des Guten den Mann zum Sittenstrolch machen könnte. Werden etwa Bodybuilder, die sich mit muskelaufbauenden Hormonspritzen fitgemacht haben, plötzlich zu aggressiven Frauenschändern? Sind etwa Hormone schuld an der hohen Zahl von Vergewaltigungen und anderen Sexualdelikten in der Welt? Dafür gibt es bis heute noch keinen stichhaltigen Beweis, gottlob. Endokrinologen, das sind Hormonforscher, haben nach langjährigen Studien mit freiwilligen Testpersonen und Untersuchungen von Sexualtätern nichts gefunden, was auf einen eindeutigen Zusammenhang zwischen Testosteron und Aggressivität oder sittlichen Übergriffen hindeutet. Vielmehr scheint bei diesen Tätern der Trieb vorwiegend von sozialen und kulturellen Faktoren beeinflußt zu sein. Wenn Vater also zu Hause einmal ausrastet: am Testosteron liegt es nicht!

Das Orgasmushormon Oxytocin

Dieses Hormon ist ein relativ neuer Star am orgiastischen Himmel der Glückseligkeit! Daß dieses Hormon beim Orgasmus maßgeblich die Fäden zieht, weiß man noch gar nicht so lange. Bis vor wenigen Jahren wurde das Hormon, das in der Hirnanhangdrüse gebildet wird, schlicht verkannt. Jahrelang führte Oxytocin ein eher unbeachtetes Dasein als »Geburtshormon«. Oxytocin ist nämlich das Hormon, das im entscheidenen Moment die Wehen auslöst und damit die Geburt einleitet. Auch in der Stillphase kommt es noch einmal zum Einsatz: Während sich ein anderes Hormon, das Prolaktin, darum kümmert, daß Brustdrüsen und Milch für das Baby bereit sind, sorgt Oxytocin dafür, daß die Milch dem Baby regelrecht entgegenspritzt.

Die Erkenntnis, daß es sich hier um ein richtiges Orgasmushormon handelt, verdanken wir zum einen ein paar wagemutigen Männern, die freiwillig im Dienste der Wissenschaft onanierten und so den Nachweis erbrachten, daß der Oxytocin-Spiegel im Blut vor dem Höhepunkt rasant anschnellt, denn während des Orgasmus' sind die Werte im Blut dreimal so hoch wie normal.

Zum anderen halfen ein paar Versuchsratten an der Rockefeller University in New York der Forschung auf die Sprünge. Die haben es zwar nicht freiwillig getan, aber da die Tiere bei dieser Art Tierversuch im Labor ausnahmsweise einmal viel Spaß gehabt haben dürften, möchte ich darüber berichten (obwohl ich sonst ein strikter Gegner jeglicher Tierversuche bin). Möglich machte diese Experimente überhaupt erst die Tatsache, daß Oxytocin künstlich hergestellt werden kann. Nun gab man weiblichen Ratten während des Eisprungs eine kräftige Dosis davon – und siehe da, die Tierdamen wurden regelrecht mannstoll. Um ihnen zu ihrem Glück zu verhelfen (und natürlich auch der Wissenschaft), wurden auch die Rattenmännchen Oxytocin-gedopt. Prompt entwickelten sie sich zu hemmungslosen Schürzenjägern! Wurde hingegen der Oxytocin-Spiegel im Körper künstlich niedrig gehalten, passierte in den Käfigen rein gar nichts.

Sicher ist mittlerweile, daß die Menge des im Körper zirkulierenden Oxytocins Einfluß auf die Lust und den

Orgasmus hat. Ob man mit einer entsprechenden Dosis Oxytocin auch öfter kann – oder vielleicht sogar länger! –, das ist noch nicht geklärt. Erste Experimente mit freiwilligen männlichen Testpersonen laufen, allerdings nicht luststeigernde, sondern eher aufrichtende Ziele hat die Wissenschaft bei diesen Versuchen im Auge. Denn man verspricht sich vom Oxytocin eine Besserung der Impotenz, zumindest dann, wenn sie psychisch bedingt ist.

Von den New Yorker Ratten haben wir noch etwas über das Oxytocin gelernt: Nebst Lust und Orgasmus fördert es auch die Anhänglichkeit der Partner. Derart gedopte Ratten wichen ihren Auserwählten nicht mehr von der Seite. (Mit einer Ausnahme: Wer schon vorher ein Einzelgänger war, blieb es auch unter Oxytocin.) Oxytocin unterstützt ein harmonisches Familienleben, weil es Zärtlichkeit, Mutter- und Beschützerinstinkte weckt.

Wir haben es hier also mit einem regelrechten Superhormon zu tun: Es kurbelt die Lust auf Sex an, verhilft uns zum Orgasmus – und sorgt obendrein noch dafür, daß die Zweisamkeit lange glücklich und zufrieden bleibt! Was wollen wir mehr?!

Die Frage, die sich jetzt jedem stellt – angesichts der wunderbaren Segnungen dieses Hormons –, ist: Was kann ich tun, um möglichst viel davon zu kriegen? Medikamente sind der denkbar schlechteste Weg. Denn bei den Präparaten, die im Handel sind, handelt es sich ausschließlich um wehenfördernde Mittel, die in Sachen Lust und Orgasmus sicher nichts bringen. Woher aber weiß das Hormon eigentlich, ob es Wehen fördern, Lust ankurbeln oder Orgasmen zuwege bringen soll? Das hat, soweit die Forschung es bisher entschlüsselt hat, vor allem zwei

Gründe: Einmal gibt es an den Zellen im Körper Andock-stellen für das Hormon, sogenannte Rezeptoren, ohne die auch das Hormon auf dem Trockenen sitzt. Welche davon angepeilt werden, hängt wiederum eng mit den anderen Biostoffen zusammen, die an jedem Prozeß im Körper beteiligt sind. Beispielsweise bei Schwangerschaft und Geburt, da hierbei völlig andere Verbindungen beteiligt sind als bei Lust und Sex. Allein bewirkt auch das Oxytocin wenig, wenn es darum geht, einen Partner zu verführen.

Oxytocin können Sie aber für diese bewußten Zwecke dennoch nutzen, denn es spricht sehr gut an auf Schmusen, Knutschen und Streicheln. Oxytocin wird im weitesten Sinne über die Empfindungen der Haut aktiviert – und da sind Streicheleinheiten das Mittel der Wahl! Wenn die Haut dieses Signal – Streicheln – empfängt und weitergibt, wird in Sekundenschnelle die Produktion von Oxytocin im Gehirn angeworfen. Streicheln Sie Ihr Orgasmushormon wach!

Das neue
Body-Feeling

Wer mehr Spaß im Bett haben und seinen Partner glücklich machen möchte, sollte wissen, wie Lust funktioniert und wo sie entsteht. Es ist deshalb sehr sinnvoll, sich zu informieren, wie die Sexualorgane des anderen Geschlechts funktionieren und an welchen Stellen der andere für Berührungen besonders empfindlich ist.

Für Männer ist es selbstverständlich, in der Pubertät die eigenen Geschlechtsteile zu erforschen, zu berühren und beim Onanieren erste lustvolle Höhepunkte zu erleben. Männer wissen um ihre eigene Sexualität und was sie tun müssen, um einen Orgasmus zu erleben. Bei Frauen ist das leider immer noch anders. Viele trauen sich kaum, ihre Scheide und Klitoris zu berühren. Sie haben selbst kaum eine Ahnung, was sie erregt und wie sie zum Höhepunkt kommen, erwarten jedoch vom Partner, daß der es weiß. Woher?

Daher gilt ganz besonders für Frauen der Rat: Erforschen Sie erst einmal allein Ihre Sexualität. Streicheln Sie Ihre Scheide und Ihren Kitzler, finden Sie heraus, was Sie erregt. Onanieren ist nicht schmutzig, auch nicht für Frauen. Im Gegenteil: Es kann Ihnen helfen, lockerer und sexuell bereiter zu werden. In Umfragen von Sexualforschern bestätigten Frauen immer wieder, daß sie keine

Probleme haben, mit ihrem Partner zum Orgasmus zu kommen, seit sie onaniert haben.

In diesem Zusammenhang übrigens noch ein Tip: Viele Männer und Frauen erregt es außerordentlich, dem Partner beim Onanieren zuzusehen.

Die Sexualorgane der Frau

Dazu gehören Scheide (Vagina), Kitzler (Klitoris), Eierstöcke (Ovarien), Eileiter und Gebärmutter (Uterus). Die Eierstöcke sind die fleißigsten Organe im weiblichen Körper. Sie produzieren die Östrogene, Androgene und Gestagene, also jene Hormone, die für Lust und Liebe unverzichtbar sind. Während die Östrogene für das typisch Weibliche zuständig sind sowie für Lust und Fortpflanzung, sind die männlichen Hormone, die Androgene, bei Frauen für das Wachstum von Muskeln, Knochen und Haaren zuständig. Und, nicht zu vergessen, für Erregung und Sinnesfreuden. Gestagene fördern den Aufbau der Gebärmutterschleimhaut, so daß sich ein befruchtetes Ei einnisten kann. Im Eierstock entstehen Monat für Monat die Eizellen. Sind diese reif, lösen sie sich aus der Wand des Eierstocks und wandern durch den Eileiter in die Gebärmutter.

Es wird zwar immer von einem 28tägigen, »normalen« Zyklus bei einer Frau gesprochen, doch auch Zyklen zwischen 21 und 45 Tagen können im Einzelfall noch als normal gelten. Wenn Ihr Zyklus sich also nicht an den 28-Tage-Rhythmus hält, ist das nicht unbedingt ein Grund zur Sorge. Ursachen für einen unregelmäßigen Zyklus können Streß, Ernährungsfehler, einseitige Hungerkuren sowie das Absetzen der Pille sein. Und es kann unter Umständen Monate dauern, bis sich wieder ein regelmäßiger Zyklus einstellt.

Die Gebärmutter ist ein großer kräftiger Muskel. Sie ist an beweglichen Bändern im Becken aufgehängt, so daß sie im Falle einer Schwangerschaft im Beckenraum wachsen kann und gleichzeitig noch stabil festgehalten wird. Rechts und links enden die Eileiter in der Gebärmutter, und mit ihrem unteren Ende, dem Gebärmutterhals und dem Muttermund, ragt sie in die Scheide.

Die Scheide ist das zentrale Sexualorgan. In ihr bewegt sich beim Verkehr das Glied des Mannes, von hier aus nehmen die Spermien ihren Weg, und schließlich erblickt im Normalfall ein Kind durch die Scheide das Licht der Welt. Die Düsseldorfer Frauenärztin Dr. Judith Esser-Mittag nannte sie einmal »die meistbefahrene Straße der Welt und trotz ihrer Zartheit entsprechend widerstandsfähig«. Im Ruhezustand hat die Scheide die Form eines Schlauches und ist etwa zehn Zentimeter lang. Beim Verkehr kann sie sich dehnen und sich damit der Größe des Penis gut anpassen. Sexuell besonders erregbar ist die Haut am Scheideneingang. Hier sitzen die kleinen Schamlippen, die den Kitzler umschließen. Die kleinen werden wiederum von den großen Schamlippen umschlossen. Bei Erregung können die Schamlippen anschwellen, die Vagina sondert ein feuchtes Sekret ab, das dem Penis das Eindringen erleichtert.

Die Klitoris wurde früher gern als »verhinderter Penis der Frau« und im übrigen als völlig überflüssig bezeichnet. Das ist nicht wahr. Sie ist sogar für Erregung und Orgasmus von entscheidender Bedeutung. Viele Frauen kommen ausschließlich durch Massieren der Klitoris zum Höhepunkt.

Der sexuelle Höhepunkt der Frau

Der alte Streit wurde inzwischen beigelegt, ob Frauen nur klitoral oder auch vaginal einen Orgasmus erleben. Beides ist möglich. Tatsächlich erleichtert die Stimulierung der Klitoris das Erreichen des sexuellen Höhepunkts bei der Frau ungemein, während in der Vagina besonders ein Punkt, der sogenannte G-Punkt, heftig auf Stimulierung reagiert. Das passiert beim Verkehr aber automatisch durch die Reibung des Penis.

Beide Stimulationsarten führen bei der Frau zu einer Art Mini-Ejakulation, dem sogenannten »Freudenfluß«, der im Harnröhrenschwellgewebe der Klitoris freigesetzt wird. Daß es sich dabei nicht um Urin handelt, den Frauen möglicherweise beim Orgasmus spontan absondern, sondern um eine andere Flüssigkeit, entdeckte bereits in den fünfziger Jahren der Frauenarzt und Wissenschaftler Ernst Gräfenberg. Ihm verdanken wir auch die Entdeckung des G-Punktes. Der Gräfenberg-Punkt liegt unmittelbar hinter dem Schambein an der Vorderwand der Vagina, so daß man einen recht festen Druck ausüben muß, um ihn zu stimulieren. Gräfenberg besprach diese Entdeckung mit dem amerikanischen Sexualforscher Robert L. Dickinson, und beide einigten sich darauf, daß sie hier die erste erogene Zone gefunden hatten, die in der Vagina liegt. An dieser Wand der Scheide verläuft die

Harnröhre – von dieser weiß man längst, daß sie sich bei Erregung vergrößert, beim Orgasmus sogar stark anschwillt. Die größte Stimulation geht dabei von diesem Punkt aus, der offenbar auch auf die Harnröhre drückt. Beim Orgasmus der Frau werden sämtliche Muskeln im Sexualbereich aktiviert. Sie ziehen sich unwillkürlich rhythmisch zusammen und spannen sich an. Blut schießt in das Gewebe, der Atem geht schneller, der Puls schnellt hoch, und manche Frauen bekommen sogar Muskelkrämpfe. Beim Orgasmus selbst wird der Muskelstrang zwischen Venusknochen und Steißbein hart und zieht sich fest zusammen. Auch Scheide und Klitoris werden unwillkürlich zusammengezogen. Medizinisch gesehen kommt es jetzt, kurz vor der befreienden Entladung, zu einem Blutstau in den Sexualorganen. Venen- und Arterienklappen schließen sich nämlich, so daß das Blut nicht mehr abfließen kann. Dammgewebe, Gebärmutter, Eileiter und Eierstöcke schwellen nun auch an. Was dabei im Kopf passiert, scheint individuell höchst verschieden und auch wie sich Frauen äußern. Manche schreien lustvoll, andere stöhnen verhalten. Einige berichten von Sternchen, die sie sehen, andere gar von Ohnmacht-ähnlichen Zuständen. Der eigentliche Erregungshöhepunkt dauert nur Bruchteile von Sekunden, dann folgt schon die Entspannungsphase. Die Arterien- und Venenklappen öffnen sich wieder, das Blut fließ ab, das Gewebe schwillt ab, die Muskulatur entkrampft sich. Die Frau fühlt sich wohlig entspannt, zufrieden und müde.

Wenn sie keine Lust hat

Grundsätzlich können alle Krankheiten zum vorüberge-
henden Verlust der Libido führen, was einer ganz natürlichen Schonhaltung des Körpers entspricht. Anstrengun-
gen sollen vermieden werden, weil der Organismus jetzt
alle Kräfte zur Abwehr der Krankheitserreger und zur
Wiederherstellung der Gesundheit braucht. Ferner gibt
es chronische Krankheiten, die die Lust arg reduzieren
können, zum Beispiel Diabetes, Depressionen, hoher
Blutdruck, erhöhte Blutfette, erworbene und angeborene
Gefäßveränderungen.

Genauso kann auch die längere Einnahme starker Medikamente die Libido beeinträchtigen, zum Beispiel bei Psychopharmaka.

Sind keine anderen Ursachen bekannt und gab es bislang
keine Probleme mit der Lust, so kann natürlich auch eine
Hormonstörung vorliegen. Das kann der Arzt feststellen.
Denn wie wir schon gesehen haben, bedingen sich Sex
und Hormonproduktion gegenseitig. Es ist also im Einzelfall nicht von der Hand zu weisen, daß jemand, der längere Zeit ohne Partner gelebt hat, einen niedrigeren
Hormonspiegel und weniger Lust hat.

Wenn in den Wechseljahren die körpereigene Hormonproduktion auf Sparflamme schaltet, sind Frauen gut beraten, künstliche Hormone zu nehmen – schon im Interesse der Lust. Denn ohne Östrogene läßt diese spürbar
nach, und daneben stellen sich noch andere, lästige Be-
gleiterscheinungen ein: eine trockene, wenig dehnbare
Scheide und Schmerzen beim Verkehr. Die Östrogentherapie nach den Wechseljahren erhält nicht nur ein aktives

Liebesleben, sie schützt auch vor Osteoporose, Arteriosklerose und Herzinfarkt.

Ob sie Lust auf Sex haben – das wird bei Frauen auch vom Zyklus bestimmt und ist individuell sehr verschieden. Viele Frauen haben vor der Regel überhaupt keine Lust, dafür aber um so mehr während ihrer Tage und kurz danach. Es mag damit zusammenhängen, daß sie in dieser Zeit völlig unbelastet von der Angst vor einer ungewollten Schwangerschaft Verkehr haben können. Viele Frauen haben auch während einer Schwangerschaft einen weitaus größeren Appetit auf Sex als sonst.

Die Sexualorgane des Mannes

Zu den Sexualorganen des Mannes gehören die äußeren: der Penis und die Hoden, sowie die inneren: Prostata, Samenblasen und Cowpersche Drüsen.

Keine Frage, am interessantesten von all diesen Teilen ist der Freudenspender (für sie *und* ihn!), der Penis. Die beiden parallel verlaufenden Schwellkörper sind hier am wichtigsten, die für seine Erektion zuständig sind. Zu beiden führen Nerven, die die erotischen Reize vom Gehirn übermitteln und den entscheidenden Befehl geben: anschwellen! Die Schwellkörper selbst bestehen aus vielen kleinen Hohlräumen, die von Muskeln umgeben sind. Bei einer Erektion füllen sich diese Hohlräume mit Blut, das später über Venen wieder abtransportiert wird. Damit nun sein bestes Stück im Laufe eines langen Männerlebens beim ständigen Auf- und Abschwellen nicht aus der Form gerät, sorgt eine feste Haut dafür, daß die Schwellkörper zusammenhalten. Unterhalb der Schwellkörper liegen die Harnröhrenschwellkörper, und in deren Mitte verläuft die Harnröhre. Die Spitze des Penis bildet die zweigeteilte Eichel mit der verschiebbaren Vorhaut. Hier sollte der Mann übrigens auf peinlichste Sauberkeit achten, denn an der Eichel sitzen Drüsen, die ein Sekret absondern, das nach kürzester Zeit unangenehm riecht.

»Herr Doktor, er ist nur dreizehn Zentimeter lang, das reicht doch nicht!« ist eine oft gehörte Klage in der Sexualsprechstunde. Gemach, meine Herren, es reicht! Fest steht heute: Die Länge hat mit der Potenz nichts zu tun, und Frauen beklagen sich auch höchst selten über fehlende Zentimeter. Diese Klagen existieren nur in den Köpfen der Männer.

Wenn Sie mal messen wollen: Der amerikanische Sexualwissenschaftler Kinsey hat 2300 Penisse in erigiertem Zustand vermessen. Im Durchschnitt waren sie fünfzehn Zentimeter lang, die Größen im Normalzustand schwankten zwischen neun und zweiundzwanzig Zentimetern, bei den meisten Männern zwischen dreizehn und achtzehn Zentimetern.

Die Hoden sind wohl der empfindlichste Körperteil des Mannes. Ein gezielter Tritt dorthin schlägt jeden Angreifer in die Flucht. Streichelt oder massiert man den Mann dort jedoch liebevoll, hat das in den allermeisten Fällen eine ausgesprochen aufrichtende Wirkung. Die beiden Hoden liegen im Hodensack, der von Muskeln durchzogen ist, so daß sich diese Haut auch zusammenziehen kann. Hinten in den Hoden sind die kleinen Nebenhoden. In den Hoden werden ständig die Spermien produziert, die aber erst in den Nebenhoden zur Befruchtungsfähigkeit gelangen. Von dort wandern sie in die Samenleiter. Übrigens dauert es zwei Monate, bis ein Spermium »reif«, also befruchtungsfähig ist. Beim Samenerguß werden die Spermien in die Harnröhre gespült und durch diese dann hinaus. Hier mag sich jetzt manche Frau fragen, ob das nicht unhygienisch ist, weil ja eventuell Harnreste mit ausgespült werden können.

Keine Angst, für diesen Fall hat die Natur vorgesorgt. Unterhalb der Prostata liegen zwei Drüsen, die Cowperschen Drüsen, die kurz vor dem Samenerguß ein Sekret in die Harnröhre absondern. Dieses Sekret ist stark alkalisch und hat die Funktionen, die Harnröhre für den Samen gleitfähiger zu machen und Harnreste zu »neutralisieren«.

Seitlich der Samenleiter liegen die beiden Samenblasen, in denen sich der Samen vor dem Erguß in die Samenleiter sammelt. In den Samenblasen werden die Spermien für ihre weitere Aufgabe sozusagen gestählt, das heißt, beweglich gemacht.

Die Prostata ist das wichtigste innere Sexualorgan des Mannes. Sie sitzt unterhalb der Harnblase und umschließt den Harnleiter. Das ist wichtig zu wissen, denn wenn er Probleme beim Wasserlassen hat, kann das an einer vergrößerten Prostata liegen, die die Harnröhre einengt. Ab dem vierzigsten Lebensjahr haben viele Männer mit einer solchen gutartigen Wucherung der Prostata zu tun. Die Prostata besteht aus drei Lappen, die zahlreiche Drüsen einschließen und ebenfalls ein für die Samenflüssigkeit wichtiges Sekret produzieren.

Der sexuelle Höhepunkt
des Mannes

Auch bei ihm werden kurz vor dem Orgasmus die Schwellkörper heftig mit Blut gefüllt und der Blutrückfluß gedrosselt. Dadurch wird der Penis voll erigiert und kann nun mühelos in die Scheide eingeführt werden. Unterstützt wird dieser Vorgang beim Mann ebenfalls durch starke Kontraktionen der Beckenbodenmuskulatur. Die Reibungen von Penishaut und besonders der Eichel an der Scheidenwand lösen Signale aus, die über Nerven ins Rückenmark geleitet werden. Hier sitzt nämlich das Zentrum für Erektion und Ejakulation, und von hier kommt dann der Befehl, die Sammenflüssigkeit in die Harnröhre zu entleeren, die sich dadurch automatisch ausdehnt. Jetzt gibt es kein Zurück mehr: Der sogenannte Ejakulationsreflex ist ausgelöst. Willentlich kann der Mann den Orgasmus nicht mehr hinauszögern. Den lustvollen Höhepunkt erlebt er in dem Moment, wo sich die Samenflüssigkeit in die Scheide ergießt. Danach wird auch bei ihm der Blutrückfluß eingeleitet, und der Penis erschlafft allmählich.

Während Frauen problemlos mehrere Orgasmen hintereinander haben können, haben Männer in der Regel Probleme damit. Meistens brauchen sie eine gewisse Zeit, um sich zu erholen. Das ist aber individuell sehr unterschiedlich. Jüngere und durchtrainierte Männer, die auch regelmäßig Sex haben, können durchaus auch zwei- bis dreimal hintereinander einen Orgasmus haben. Mit zunehmendem Alter läßt diese Fähigkeit meistens nach.

Wenn er keine Lust hat

Oder wenn sein bestes Stück nicht mitspielen will. Was Funktionsstörungen der männlichen Lustzentren anbetrifft, so gibt es wirklich fast nichts, was es nicht gibt, obwohl viele der Probleme tatsächlich höchst selten auftreten, zum Beispiel anatomische Fehlbildungen, die sowohl angeboren wie auch erworben sein können. So bewirkt beispielsweise eine verbaute Harnröhre, daß der erigierte Penis im rechten Winkel nach unten abbiegt. Zu Penisverbiegungen kann es auch durch mißgebildete Schwellkörper kommen. Das kann so schlimme Formen annehmen, daß die Partnerin beim Verkehr starke Schmerzen verspürt oder der Penis gar nicht mehr eingeführt werden kann. Erfahrene Chirurgen können derartige Mißbildungen heute erfolgreich operativ korrigieren. Auch die gar nicht so seltene Vorhautverengung kann heute problemlos operiert werden. Ebenfalls operiert werden muß, und zwar am besten sofort, ein Penisbruch. Der passiert in erigiertem Zustand, wobei natürlich nicht der Penis selbst durchbricht, sondern die Haut der innen liegenden Schwellkörper. Häufig wird auch die Harnröhre mit eingerissen. Den Bruch »hören« Sie: es knackt vernehmlich. Und ein Penisbruch verursacht starke Schmerzen, manchmal tritt etwas Blut aus, oder es kommt zu einem Bluterguß.

Wie bei der Frau können auch beim Mann Krankheiten vorübergehend zu Unlust oder Impotenz führen, und ebenso können bestimmte chronische Leiden die Liebesfähigkeit beeinträchtigen. Hier sind in erster Linie Durchblutungsstörungen zu nennen, zum Beispiel Venenleiden, Arteriosklerose, Bluthochdruck und erhöhte Blutfettwerte. Diabetes mellitus ist leider eine sehr häufige Ursache für dauerhafte Impotenz.

Eine recht häufige Störung des Liebeslebens stellt der vorzeitige Samenerguß dar, die Ejaculatio praecox. Betroffene haben sofort nach dem Einführen des Gliedes einen Samenerguß oder sogar schon während des Vorspiels. Diese Störung muß vom Sexualtherapeuten behandelt werden. Dort lernt der Mann Masturbations- und Beischlaftechniken, mit denen er seinen Samenerguß willkürlich kontrollieren kann.

Ebenso quälend für beide ist eine verzögerte Ejakulation. Auch hier sollte ein Arzt zu Rate gezogen werden, da diese Störung auch organische oder anatomische Ursachen haben kann. Höchst selten sind Orgasmusstörungen bei Männern, wenn eine Erektion zustande kommt. Dahinter stecken meist psychische Ursachen.

Auch isolierte Störungen der Libido, also schlichte Unlust, kommen nicht sehr oft vor. Zumeist entwickelt sich eine Libidostörung infolge einer Impotenz. Null Bock kann aber auch vorkommen, wenn er sich im Beruf überlastet fühlt, stark unter Streß steht und abends einfach keine Power mehr hat. Gar nicht so selten finden sich die Ursachen auch in der Partnerschaft selbst: Zum Beispiel, wenn die Frau sich äußerlich gehenläßt und für ihn sexuell nicht mehr anziehend ist, oder wenn sie im Bett zunehmend unlustig ist oder das Liebesleben zur Routine verkommt (immer samstags). Derartige Probleme werden oftmals bewußt gar nicht wahrgenommen. Aber die Liebe ist ein sensibles Pflänzchen und reagiert auch auf unterschwellige Störungen. Natürlich kann bei dem Mann auch eine Hormonstörung vorliegen, ein Mangel an Testosteron etwa oder eine Schilddrüsenerkrankung. Auch eine beginnende Depression kann sich in sexueller Lustlosigkeit niederschlagen.

Das häufigste männliche Problem ist jedoch die Impotenz, und die verbreitet sich in den letzten Jahren wie ein Lauffeuer. Mediziner sprechen höflich von einer Erektionsstörung. Gemeint ist die Tatsache: Er will, aber er kann nicht. Wie schon erwähnt, kann das als vorübergehende Störung durchaus mal passieren und muß dann auch nicht ernstgenommen werden. Anders sieht die Sache aus, wenn der Zustand chronisch wird. Wer sich länger als drei Monate damit herumschlägt, sollte unbedingt einen Arzt aufsuchen, denn die Impotenz kann vielfältige Ursachen haben: körperliche, wie zum Beispiel hormonelle Störungen, Fehlbildungen oder Verletzungen des Penis, Gefäßmißbildungen und infolgedessen mangelnde Durchblutung, nicht funktionierende Schwellkörper, Erkrankungen des Nervensystems, so daß Reizleitungen ausbleiben. Seit es in der modernen Sexualsprechstunde für all diese Störungen Untersuchungsmethoden gibt, ist auch in allen Fällen eine exakte Diagnose möglich.

Und es stellt sich in den letzten Jahren zunehmend heraus, daß keineswegs über neunzig Prozent aller Erektionsstörungen psychische Ursachen haben. Amerikanische Forscher sprechen heute von siebzig Prozent mit körperlichen Ursachen wie etwa Venenleiden. Ihrer Meinung nach kam die hohe Zahl psychischer Gründe nur deswegen zustande, weil man bisher die wahren Ursachen noch gar nicht untersuchen konnte. Das geht erst seit einiger Zeit. Ein Arztbesuch lohnt sich also in jedem Fall! Denn selbst wenn psychische Gründe eine Rolle spielen, sind auch diese heute zu behandeln. Oftmals handelt es sich dabei um Probleme aus früher Kindheit, zum Beispiel eine falsche Sexualerziehung oder überhaupt keine. Ein falsch verstandenes Leistungsdenken in bezug auf praktizierten Sex kann ebenfalls impotent machen.

Behandlungsmöglichkeiten gibt es viele – von der chirurgischen oder medikamentösen Therapie körperlicher Ursachen bis hin zur selbst gesetzten Hormonspritze vor dem Verkehr, die zumindest für einmal eine markante Erektion verschafft.

Und schließlich sollte sich auch manche Freundin oder Ehefrau an die Nase fassen und sich fragen, ob ihr eigenes Verhalten möglicherweise zu seiner Störung beigetragen hat. Hat sie ihn je als »Schlappschwanz« beschimpft, die Größe seines besten Freundes lächerlich gemacht oder ihn als phantasielos und schlecht im Bett hingestellt? Das alles kann ihn nachhaltig abtörnen. Wenn Sie wirklich mit seiner Sexualität nicht zufrieden sind, führen Sie lieber ein ruhiges und freundliches Gespräch darüber, statt ihn zu kritisieren.

Erogene Zonen:
Wecken Sie die Lust

Noch in den achtziger Jahren konnten wir gelegentlich in der Presse Sensationen dieser Art lesen: »Neue erogene Zone entdeckt!« Darüber können wir heute nur noch lachen. Übrigens wurde die letzte, tatsächlich »neue« erogene Zone schon in den fünfziger Jahren entdeckt, und das war der G-Punkt in der Vagina.

Heute wissen wir erheblich mehr über Lust und Sex. Wir wissen inzwischen, daß unsere Haut mit unzähligen sogenannten Mechanorezeptoren ausgestattet ist, die sich in jedem Quadratzentimeter Haut befinden und auf Berührungen reagieren. Diese Empfindungen gibt die Haut an das Rückenmark weiter, und von dort aus leiten Nerven sie zum Gehirn. Das Orgasmushormon Oxytocin reagiert auf solche Berührungen prompt mit vermehrter Ausschüttung. Paßt nun alles zusammen – das Objekt Ihrer Begierde ist da, berührt Sie, die Stimmung ist zärtlich, die Atmosphäre prickelt wie Champagner –, kann praktisch jede Berührung erotische Reize auslösen. Auf die Art kann unter Umständen auch mal Ihr Ellbogen zur erogenen Zone werden.

So unterschiedlich wie die sexuellen Wünsche der Menschen sind letztlich auch ihre Empfindungen hinsichtlich der erogenen Zonen. Das ist tatsächlich individuell sehr verschieden. Wir wissen lediglich über einige Hautpartien, daß sie wirklich empfindlicher auf erotische Berührungen reagieren als andere. Dort sitzen nämlich viel mehr dieser kleinen Mechanorezeptoren.

Nennen wir diese Körperstellen die »klassischen« eroge-

nen Zonen. Dazu gehören der Mund und die Sexualorgane. Vergessen Sie jedoch niemals, daß Sie und Ihr Partner
noch ganz woanders erogene Zonen haben können, die
es zu erforschen lohnt.

Diese klassischen erogenen Zonen sind bei der Frau die
Brustwarzen, die Klitoris mit den kleinen Schamlippen,
der Scheideneingang mit dem G-Punkt. Auch die Schen-
kelinnenseiten, die Damm- und Analregion reagieren bei
vielen Frauen ausgesprochen empfindlich auf Berührungen. Lustvoll empfinden wir auch zärtliche Küsse in den
Nacken oder auf das Ohr.

Er wird sexuell erregt, wenn sie seinen Penis an der Un-
terseite sanft massiert und die Eichel streichelt. Auch seine Hoden reagieren prompt auf Zärtlichkeiten. Bei ihm
sind noch Oberschenkelinnenseiten sowie Damm- und
Analregion sehr erregbar. Aber auch am Ohr, im Nacken
und an den Brustwarzen sind viele Männer besonders
empfindsam.

Eine wunderbare Methode, gegenseitig neue Lustpunkte
ausfindig zu machen, ist das gemeinsame Badeerlebnis.
Geben Sie wohlriechendes Öl in die Wanne, kuscheln Sie
sich eng aneinander und streicheln Sie zärtlich den ganzen Körper des anderen. Viele Menschen finden es auch

hocherotisch, den anderen einzuseifen, sprich: zu waschen. Probieren Sie aus, was Ihnen Spaß macht und bei welchen Berührungen der Partner sensibel reagiert. Das warme Wasser tut das Seine dazu, indem es entspannt und vom Alltagsstreß ablenkt, ebenso gutriechende Essenzen.

Liebesbotschaften überbringt der Mund besonders sinnlich. Es wäre schade, sich darauf zu beschränken, dies nur von Mund zu Mund weiterzugeben. Ihr Mund kann dem Körper des anderen an jeder Stelle besondere sexuelle Botschaften übermitteln. Erforschen Sie jeden Zentimeter des geliebten Körpers mit Ihrem Mund. Lassen Sie dabei auch Ihre Zunge zärtlich über die Haut des Partners streichen – es wird ihm höchste Lust verschaffen. Sie werden sehen, daß es nicht nur dem anderen, sondern auch Ihnen ganz neue, lustvolle Erlebnisse beschert. Für Küsse besonders empfänglich ist der Nacken, die seitlichen Partien des Halses und die Brüste – bei Männern übrigens genauso wie bei Frauen. Wandern Sie dann langsam nach unten. Lassen Sie dabei aber keinesfalls die Achselhöhlen aus – bei vielen Menschen sind sie sehr empfänglich für erotische Reize.

Vergessen Sie beim Liebesspiel die Füße nicht! Wenn jemand zu Ihnen sagt: »Ich könnte dir die Füße küssen!«, nehmen Sie das ruhig an: es wird Sie nämlich höchst wahrscheinlich erotisch stimulieren. Fußerotik kannten schon die alten Griechen. »Fußeln« unterm Tisch im Restaurant ist bei Verliebten auch sehr beliebt – die Füße sind eine hocherogene Zone. Dabei sind die Möglichkeiten der gegenseitigen Liebkosungen schier unendlich. Ob sie die Füße küssen, zärtlich mit der Zunge lecken oder sanft massieren – ein erregendes Gefühl wird sich einstellen. Eine besonders erotische Variante ist die fernöstliche Fußmassage, sie erfordert aber etwas Übung und Fußspitzengefühl. Dabei kann die Frau den Penis mit den Zehen sanft zur Erektion hochkitzeln, oder der Mann an ihrem Rückgrat mit leicht trommelnden Zehen auf und ab spazieren. Selbst das beliebte Kitzeln wird in einer erotischen Situation seinen Reiz nicht verfehlen, wahrscheinlich sogar zu einer zärtlichen und verliebten Rauferei im Bett führen.

Eine weitere schöne Möglichkeit, die erogenen Zonen des anderen auszuloten, ist die Partnermassage. Dabei kommt es keineswegs auf perfekte Technik an. Diese Massage verfehlt selten ihre Wirkung, wenn sie mit zärtlichen, von Kopf bis Fuß sanft kreisenden und drückenden Bewegungen durchgeführt wird. Eine Massage schaltet die Hektik des Tages rasch aus, entspannt wohlig und läßt kleine Alltagsbeschwerden abklingen. Ein erotisch duftendes Körperöl, gedämpftes Licht und leise Musik unterstützen den entspannenden Effekt, bis die Massage in ein erotisches Liebesspiel übergeht.

Wichtig bei der Massage ist lediglich, daß Sie nicht mal hier und mal dort herumfummeln, sondern systematisch vorgehen. Am besten bearbeiten Sie den Körper von oben nach unten, zunächst in Längsrichtung, dann quer. Ihre Hände sollen sanft kreisende Druckbewegungen ausführen, niemals unterbrechen. Achten Sie darauf, daß die Bewegungen des Massierenden stets einen fließenden Rhythmus beibehalten. Zum Auflockern am Schluß sollte der Körper mit den Handkanten sanft geklopft werden. Im alten Rom kannte man eine sehr trickreiche Variante

der erotischen Massage: Dabei wurden die Haut und besonders die erogenen Zonen mit einer Gänse- oder Pfau-
enfeder zärtlich gestreichelt.

Dem Einfallsreichtum der Partner sind bei der Massage
kaum Grenzen gesetzt. Die Frau kann eindeutige Signale
geben, wenn sie rittlings auf seinem Po sitzt, ihm den
Rücken massiert und dabei ihre Scham fest an ihn preßt.
Der Mann kann bei der Massage ihrer unteren Rücken-
partie wie zufällig mit der Hand etwas weiterspazieren …
Wer seinem eigenen Geschick nicht traut: Im Buchhandel
gibt es unzählige Bücher über Partnermassage, in denen
Sie viele Tips und Tricks finden!

Die hohe Schule
der Verführung

Würde ein cleverer PR-Mann die heimlichen Sehnsüchte der Singles verfilmen müssen, könnte er unbesorgt ins Archiv greifen: Zuerst erspäht ER natürlich SIE. Ganz zufällig! Und ist hingerissen! Wie Karlheinz Böhm und Romy Schneider in dem unsterblichen Film »Sissi«. Dann legt SIE – wie Kim Basinger in »9 1/2 Wochen« – einen heißen Striptease hin, der IHN halb zum Wahnsinn und dann mit IHR ins Bett treibt. Die Schlußszene: Beide sind ungefähr so glücklich wie Uschi Glas und Elmar Wepper in »Zwei Münchner in Hamburg« und bringen Arbeit, Streß, Haushalt, Freunde, Familienleben, Zärtlichkeit und Liebesleben spielend unter einen Hut.
Das wirkliche Leben sieht für einen Single aber ja leider etwas anders aus ... Jeder sucht nach IHM oder IHR. Dabei weiß jeder halbwegs erfahrene, alleinlebende Mensch: Wer sucht, der findet sowieso nicht! Und selbst wenn man nur klammheimlich und ein winziges bißchen sucht, stellt sich bald die Frage: Wo, bitte, soll ich suchen?! Erschwerend kommen noch so ermutigende Untersuchungen wie der Capricorn-Report hinzu: Die Chance, als weiblicher Single über vierzig den Mann fürs Leben zu finden, ist wesentlich geringer, als bei einem einjährigen New-York-Aufenthalt vergewaltigt zu werden. Schöne Aussichten ... Außerdem greift die Unsitte des

»Cocooning« offensichtlich immer mehr um sich, was bedeutet, daß die Leute, die sich schon jemanden geangelt haben, sich in der Freizeit so gut wie kaum noch aus ihren vier Wänden rausbewegen oder irgendwelche Partys veranstalten, bei denen Manfred mit Sabine und Lolita mit Gerhard verkuppelt werden. Und die Singles hängen alle lustlos in ihren aufgeräumten Design-Wohnungen rum und langweilen sich zu Tode. Lieber faul auf der Couch lümmeln als seinen sexy Hintern irgendwo hinbewegen. Lieber Chips knutschen als einen Kerl mit Mundgeruch. Wer alleinlebender Cocooning-Fan ist, kriegt natürlich nie den Mann oder die Frau fürs Leben ab! Also raus aus der Wohnung! Angst gilt nicht! Und von einem hoffnungslosen und verkniffenen Gesichtsausdruck kriegen Sie nur Falten! Sie spielen ja schließlich auch Lotto, obwohl die Chance eines Millionengewinns eher sehr gering ist. Und jeder Single würde doch mit Freuden und klopfendem Herzen einen schweißtreibenden Aloha-Triathlon hinter sich bringen oder »Goethes Faust« auswendig lernen, wenn am Ende als Hauptpreis der Mann/die Frau fürs Leben wartet.

Der Trick, um den es geht, ist: 1. Man muß wissen, wo man sucht. 2. Der Rest ist eine reine Frage der Taktik!

Wo SIE endlich IHN – oder umgekehrt! – findet, ist eine Frage des Schicksals, dem man nachhelfen kann und muß. Glaubt man Statistiken, ist die Trefferquote im Büro am höchsten. (Eine Umfrage bei 485 Firmen des US-Magazins »Money« ergab Ende 1995, daß fünfundzwanzig Prozent der Befragten mindestens einmal eine Beziehung zu einer Kollegin/einem Kollegen hatten. Die Hälfte dieser Büro-Liebschaften endete übrigens vor dem Standesamt!) Allerdings sollten Sie vorsichtig sein, wenn Sie sich in Ihren Chef verknallen … Sollte aus der Affäre nichts werden, bekommen Sekretärinnen dann vom »Big Boß« gern die Kündigung oder werden zumindest in den bürogeographischen Archipel Gulag strafversetzt … Von Kollege zu Kollege dagegen bestehen keine großen Einwände. Liebe im Büro kurbelt die Arbeitsleistung an, das haben Forscher längst herausgefunden.

Dicht gefolgt wird die Love-Chance Büro vom Sport- oder Fitneßclub und vom Urlaub. Der mickrige Zahlenrest erstreckt sich über Party, Supermarkt, Café, Bar und Hausnachbar sowie Kontaktanzeigen. Es soll aber auch Glückselige geben, die sich an der Straßenbahnhaltestelle und ähnlichen erotisierenden Orten wie Kfz-Werkstatt oder Bäckerladen um die Ecke kennen- und liebengelernt haben. Will heißen: Ihrer Phantasie und Ihrem Glück sind wirklich keine Grenzen gesetzt! Nur: raus und unter Menschen gehen müssen Sie schon! Mir ist nur ein Fall bekannt, in dem ER wirklich im wahrsten Sinne zu IHR in die Wohnung kam und sich damit sozusagen selbst auf dem Silbertablett präsentierte: Leider bzw. glücklicherweise gab es in der Wohnung meiner Freundin Angela einen gigantischen Wasserschaden, den sich ein wirklich charmanter und gutaussehender Mann von der zuständigen Wohnungsbaugesellschaft näher ansehen mußte. Angelas Gehirn erkannte sofort den wahren Wert dieser Situation – sie, die wirklich toughe und selbständige Frau, schaltete sofort auf hilfloses Weib um. Das weckte seinen Beschützerinstinkt. Sie wirkte so verzweifelt, daß er sie spät abends noch anrief, um sich nach ihrem Wohlbefinden zu erkundigen. Es begann ein zarter Flirt, Einladung zum Essen, Telefonate, heiße Küsse … Der Rest ist eine private Liebesgeschichte.

Die erfolgreiche Anmache

Ehrlich – mit unserem Liebesverlangen haben wir es heute wirklich ungleich schwerer als vor hundert oder zweihundert Jahren, denn überall herrscht das Chaos. Männer haben urplötzlich Migräne, wollen lieber kuscheln, statt am Stammtisch rumzugrölen, und diskutieren allen Ernstes die aktuellen Menstruationsprobleme der Frauen. Und die Frauen von heute protzen mit ihrer Briefmarken- respektive CD-Sammlung, müssen Freitag abend unbedingt in ihren Kampfsportkurs und können auch noch einen Elfmeter erklären. Glauben Sie ja nicht, daß das Chaos damit schon erklärt wäre. Nein – da fragt SIE ihn, ob er nicht noch auf einen Kaffee mit raufkommen will. Und ER will lieber bei einem Glas Wein reden, als seinem fast übermächtigen Trieb freien Lauf zu lassen. Wer soll sich da noch zurechtfinden?

Also muß man wissenschaftlich vorgehen! Und das haben kluge amerikanische Professoren auch getan. Was sie erforscht, sorgsam verglichen und herausgefunden haben: Ein Mann, der flirtet, verhält sich genau wie eine Kreuzkröte. Vierbeiner wie Zweibeiner – wenn sie zu den nicht so attraktiven Vertretern ihrer Gattung gehören – suchen die Nähe eines gutaussehenden, kräftigen, Eindruck schindenden Geschlechtsgenossen, der natürlich schon längst sein Revier abgesteckt und mehrere Brunftschreie ausgestoßen hat. Was der unattraktive Mann und die nicht so ansehnliche Kreuzkröte damit erreichen wollen: Sie hoffen ganz einfach darauf, daß mehrere Weibchen kopflos und mit schmachtendem Blick den Brunftschreien folgen und ins Revier stürzen und eine der Damen auch für den nicht so gutaussehenden Mann bzw. den Kröterich abfällt …

Viele Männer von heute haben allerdings diesen wirkungsvollen Instinkt noch verfeinert: Sie preschen plötzlich zur Reviergrenze vor, reden die vom Konkurrenten angelockte Dame halbtot und nehmen sie kurzerhand in Beschlag. Wehren zwecklos!

Im Einzelfall und wissenschaftlich untermauert sieht das so aus:

Erst mal muß man natürlich auf sich aufmerksam machen. Hallo, hallo, hier bin ich! Wer mit krummem Rücken und niedergeschlagenen Augen in einer dunklen Ecke hockt, wird natürlich keine Blicke auf sich ziehen. Und wer stumm und gelangweilt an der Bar lehnt, wird wohl kaum angesprochen werden. Und wer wie eine graue, stumme Maus durch die Bürogänge hastet, wird bestimmt nicht mal vom Botenjungen wahrgenommen …

Auf sich aufmerksam machen kann Mann/Frau durch die Kleidung. Ein bißchen Farbe fällt im alltäglichen Einerlei sofort auf. Achten Sie im Büro, beim Einkaufen oder im Kino mal darauf: Überall sehen Sie nur Schwarz, Grau, Braun und Blau … Und ab und zu mal ein dunkelrotes Sakko, wie TV-Moderator Ulrich Meyer (der mit den ordentlich geföhnten Haaren) es vor Jahren in Mode brachte. Aber dunkelrote Sakkos sind schon längst wieder out! Gestreift, gepunktet, gemustert, in tolle Farben gekleidet, so wird Sie keiner übersehen!

Wer dann auch noch herzlich lacht, wird von anderen sofort als sympathisch klassifiziert. Wer mitredet, statt nur zuzuhören, gilt als interessant und interessiert. Wenn es Ihnen ab und zu so geht, daß Ihnen bei einer Essenseinladung oder Party mal wieder absolut nichts einfällt: Überlegen Sie sich vorher ein paar Themen. Die Zeitung von heute noch mal genau lesen. Was gab's gestern im Fernsehen? Über welchen Film reden gerade alle? Welches Buch hat Ihnen in letzter Zeit besonders gut gefallen?

Der Tatort: zum Beispiel ein Restaurant, ein Café oder das Büro nach Büroschluß oder in der Mittagspause. ER hat SIE entdeckt, weil sie einen kurzen Rock oder knallroten Pullover trägt; weil sie sich auf so unnachahmliche und sexy Weise die langen Haare aus dem Gesicht gestrichen hat; weil er ihren Blick irgendwie gespürt hat … oder weil sie ziemlich elegant und anmachend die Beine übereinandergeschlagen hat. Er will mit ihr flirten. Zuerst wandert sein Blick zu ihrer Brust (keine Angst, einen Wonderbra erkennen nur die wenigsten Männer auf den ersten Blick!), dann, wenn möglich, runter zu ihrem Po. Er starrt sie an. Er schiebt dann die Kinnlade nach oben, was beweisen soll: Hey, Baby, schau, was für ein breites Kinn ich habe! Ich bin wahnsinnig männlich! (Und dabei hofft er inständig, daß sie diese Untersuchung kennt: Rein statistisch gesehen haben Männer mit breitem Kinn einen höheren Anteil des Geschlechtshormons Testosteron als Männer mit schmalem Kinn.)

Glauben Sie ja nicht, daß SIE die ganze Zeit untätig war. Sie hat ihren Oberkörper leicht zu ihm gewandt, der Mund ist zart geöffnet, und ihr Blick schweift über seine

Hände. (Wirklich schade, wenn die Fingernägel radikal abgeknabbert sind oder ein dunkler Schmutzrand deutlich sichtbar ist … Das kann's dann schon gewesen sein. Ende. Aus. Vorbei.)

Bei Phase 2 kommt's auf die Phantasie an, meine Herren. Wie spreche ich sie nur an?! Auch wenn Sie in ihrer Eigenschaft als Mann wahnsinnig stolz sind, weil Sie seit drei Tagen einen Internet-Anschluß oder am Wochenende die kaputte Benzinleitung Ihres 200-PS-Cabrios selbst repariert oder beim Alte-Herren-Freundschaftsspiel Ihres Fußballvereins zwei Tore geschossen haben – Eindruck schinden können Sie bei ihr damit nicht.

Frauen sind nun mal hoffnungslos romantische Wesen, auch wenn es auf den ersten Blick nicht so aussieht. Egal, ob SIE den ganzen Tag die Wände fremder Menschen weißelt, Rechnungen und unangenehme Mahnungen schreibt, sich mit dem Finanzamt anlegt oder aufdringliche Vertreter abwehrt – nach Büroschluß hat jede auch noch so erfolgreiche Karrierefrau Sehnsucht nach Zärtlichkeit, Aufmerksamkeit, Romantik; nach einer Schulter zum Anlehnen, einem Ritter, der sie elegant auf sein Pferd hebt und sie in sein Märchenschloß entführt …

Was Frauen imponiert, sind männliche Gesten. »Darf ich Ihnen in den Mantel helfen?« – »Ist Ihnen kalt – darf ich Ihnen mein Sakko anbieten?« – »Sie wollen doch nicht im Ernst allein mit dem Schirm in der Hand durch den Regen laufen?! Ich bringe Sie, wohin Sie wollen!« (Ich träume immer noch davon, eines fernen Tages von einem Mann über eine große Pfütze getragen zu werden …)

Was Frauen imponiert, sind romantische Komplimente, die sich anhören, als wären sie ernst gemeint. »Sie haben

die schönsten – blauen, grünen, grauen, braunen, tief-
gründigsten – Augen, die ich je gesehen habe.« – »Sie haben so schöne Hände ... Darf ich sie berühren?« – »Sie
haben so wunderschönes, seidiges Haar ... Bitte, ich würde es so gern mal berühren ...« Oder: »Sie sind die erste
Frau, mit der ich es wunderschön finde, Apfelsinen auszusuchen (Flirt im Supermarkt), in einem verrauchten
Café zu sitzen, in einem Fahrstuhl zu fahren, im Regen an
der Haltestelle zu stehen, über das Wetter, den unfreund-
lichen Hausmeister etc. zu reden ...«
Was Frauen imponiert, sind außergewöhnliche Einfälle.
»Was halten Sie von einem Frühstück in Nizza?!« (Natürlich wissen beide, daß es unmöglich ist. Sie haben kein
Geld, sprechen kein Französisch, haben keine Zeit, und
außerdem konnten Sie Nizza wahrscheinlich noch nie leiden. Aber sie wird Ihre Geste wundervoll finden.) Sagen
Sie: »Bitte, bitte, warten Sie nur einen Moment auf mich!
Ich bin sofort wieder da!« Rennen Sie in den nächsten
Blumenladen, kaufen Sie eine Rose, einen Strauß Ver-
gißmeinnicht oder Veilchen und nichts wie zurück zu ihr.
Oder, wenn Sie mit ihr in einem Café oder Restaurant
oder auf einer Parkbank sitzen, legen Sie eine Hand sanft
auf ihren Arm und sprechen Sie die Kellnerin, den Ober,
den Tischnachbarn oder einen vorbeigehenden Spazier-
gänger an: »Entschuldigen Sie ... Kennen Sie diese wunderbare Frau hier neben mir? Nein?! Schade ... Sie ist
wirklich wunderbar! Finden Sie nicht auch, daß sie wunderschön und einfach hinreißend ist?!« Dann ein strah-
lendes Lächeln zum Objekt Ihrer Begierde – und sie
schmilzt dahin wie Softeis in der Sommersonne.
Geradezu hingerissen war ich von dieser Idee eines Man-

nes: Wir lernten uns vor ein paar Sommern zufällig in einem sehr exklusiven, kleinen Dessous-Geschäft kennen. Er wollte seiner Mutter zum Geburtstag ein Nachthemd kaufen. Hat er jedenfalls gesagt ... Ich hielt unentschlossen einen schwarzen und einen roten Body in der Hand. Mit Spitze und allem Drum und Dran und natürlich sündhaft teuer. Die Verkäuferin und er rieten mir zum roten. Ich nahm aber den schwarzen und gab dann der Verkäuferin meine Visitenkarte. Sie möge doch den roten Body noch eine Woche für mich zurücklegen, vielleicht würde ich ihn mir doch noch kaufen. Jedenfalls – am nächsten Tag rief die Besitzerin des Dessous-Ladens bei mir an, denn auf meiner Visitenkarte stand ja logischerweise auch meine Telefonnummer. Sie hätte da etwas für mich. Ob ich es nicht abholen wolle. ER, der gutaussehende Fremde, hatte den roten Body gekauft, als Geschenk verpacken lassen und es im Dessous-Laden mit seiner Visitenkarte für mich hinterlassen! Natürlich habe ich ihn einen Tag später angerufen und mich überschwenglich bedankt. Er lud mich zum Essen ein. Leider stellte sich nach vier Wochen heraus, daß es sich bei diesem romantisch veranlagten Mann um einen cleveren Hochstapler handelte, der den Preis eines Bodys eingesetzt hatte, um eine Dame einzufangen, die ihm sein lockeres Leben finanzieren sollte ... Aber die Idee mit dem aufreizenden Geschenk ist gut, oder?!

Was Frauen imponiert, sind selbstbewußte Männer. Leben Sie Ihren Beschützertrieb und Ihren Eroberungsinstinkt ruhig voll aus! Geben Sie ruhig ein bißchen an – mit Urlaubserlebnissen, ungewöhnlichen, vielleicht sogar gefährlichen Situationen, kleinen Abenteuern des Alltags. Der Geruch des Erfolges macht sehr sexy! Sprechen Sie zum Beispiel »über das Bild in meiner Praxis«. Und sie wird sich fragen: Ist er Arzt? Auf jeden Fall ja wohl erfolgreich! Reden Sie über »meine Mitarbeiter«. Sie fragt sich: Ist er der Chef? Der Abteilungsleiter?! Filialdirektor? Auf jeden Fall aber schon zwischen Mitte und vorletzter Sprosse auf der Karriereleiter! Und bieten Sie unaufgefordert im Fall des Falles Ihre Hilfe an, nach dem Motto: »Ich mach das schon. Ich kann das!« Ob Sie nun wirklich einen abgestürzten Computer wieder zum Laufen bringen oder die klemmende Waschmaschinentür reparieren können, das spielt so gut wie keine Rolle! Die gute Absicht zählt! Und die sichere Aussicht aufs nächste Treffen! Und schließlich der furiose Abschluß: Austausch der Telefonnummern. (»Ich muß Sie unbedingt wiedersehen! Das können Sie mir nicht abschlagen! Ich muß Ihnen dieses neue italienische Restaurant unbedingt zeigen! Ich verspreche Ihnen, Sie werden begeistert sein!«) Per Visitenkarte, wenn möglich. Die meisten Männer haben eine unleserliche Klaue, für die frau zumindest ägyptische Hieroglyphen oder Kryptologie studiert haben müßte, um sie entziffern zu können. Außerdem ersparen Sie sich die Peinlichkeit, eventuell einen Dritten nach Zettel und Kugelschreiber fragen zu müssen.

Selbst ist die Frau

Wahr ist: Kein Mann kann vom anderen Ende des Raums Ihren hohen Intelligenzquotienten erkennen. (Wahr ist aber auch: Ob Sie den Unterschied zwischen einer Tangente und einem Tango kennen oder die Photosynthese erklären können, ist ihm ziemlich egal ...) Wenn ER Sie bemerken soll, müssen Sie schon dafür sorgen, daß er Ihnen ins Netz geht, und wenn es sein muß, mit allen zur Verfügung stehenden Mitteln. Oder wollen Sie ewig warten, bis zufällig sein Jagdtrieb erwacht und Sie zufällig in seiner Nähe sind und er Sie zufällig auch noch sehr sexy findet, weil Sie heute zufällig das Minikleid und die High Heels anhaben, nach verführerischem Parfüm duften und die Frisur auch noch so gut liegt? Da werden Sie lange warten müssen ...

Ergreifen Sie selbst die Initiative!

Gehen Sie sooft wie möglich aus! Zu Ihren bevorzugten Jagdgebieten sollten Cafés und In-Lokale mit Bar gehören, Orte, an denen sich hauptsächlich Männer nach der Arbeit, nach dem Sport oder dem Kino treffen. Reine Restaurants können Sie vergessen – da gehen fast nur Pärchen hin. Wenn nicht eine Freundin sich breitschlagen läßt und Sie nicht gern allein weggehen, helfen Sie sich mit einem kleinen psychologischen Trick: Tun Sie einfach so, als seien Sie mit Ihrer Bekannten XY verabredet. Überlegen Sie sich, worüber Sie mit XY reden wollen oder müssen, denken Sie an das letzte Treffen mit ihr – welche Themen Sie besprochen haben. Und dann gehen Sie ins Café oder ins In-Lokal – aber bitte an die Bar! Schauen Sie sich unauffällig nach einem geeigneten Opfer um, stellen Sie sich so weit wie möglich in dessen Nähe, bestellen Sie ein Glas Wein, einen Cappuccino oder einen Sherry, und denken Sie ganz fest daran: Sie sind hier mit Ihrer Freundin verabredet! Schauen Sie sich immer mal wieder um, ob sie nicht zur Tür reinkommt.

Schauen Sie verzweifelt bis hilflos in seine Richtung. Seufzen Sie ruhig leise. Flüstern Sie vor sich hin: »Warum kommt sie denn nicht? Wo sie nur bleibt?« Irgendwann wird ER Sie ansprechen und fragen, ob Sie auf jemanden warten. Und Sie werden antworten: »Ja ... Ich bin mit einer Freundin verabredet. Aber sie kommt wohl nicht ...«
Der Flirt kann beginnen!

Sagen Sie Einladungen zu Partys nicht ab! Genieren Sie sich aber auch nicht, der Gastgeberin einen diskreten Hinweis zu geben, über welchen bestimmten männlichen Gast Sie sich sehr freuen würden. Es sollte sich bei IHM natürlich schon um jemanden handeln, der den Gastgebern wenigstens halbwegs bekannt ist!

Haben Sie keinen bestimmten Mann im Sinn, dann fragen Sie ruhig, ob auch männliche Singles eingeladen sind. Eine Party ist im übrigen auch eine willkommene Gelegenheit, das bisher heimliche Objekt Ihrer Begierde ins Netz zu locken. Sie finden einen Kollegen, den tollen Mann aus dem Haus nebenan oder den Typ mit den schwarzen, gelockten Haaren aus Ihrem Stamm-Frühstückslokal ganz besonders anziehend? Und bisher ergab sich einfach keine Situation, in der man sich näherkommen konnte? Nun haben Sie die Chance! Sorgen Sie dafür, daß sich ein Treffen – rein zufällig natürlich! – ergibt, bei dem Sie versonnen mit einer großen Einladungskarte wedeln, ihm mit dem Paillettenkleid im Arm über den Weg laufen, das Sie gerade aus der Reinigung geholt haben, oder ihn mit großen Augen und etwas schüchternem Lächeln fragen, ob er Sie mit hochgestecktem oder locker fallendem Haar hübscher findet. Selbstverständlich bringen Sie das Gespräch dann ganz schnell auf diese

Party, zu der Sie eigentlich so schrecklich gern gehen würden. Aber allein? Sooo modern und emanzipiert seien Sie ja nun doch nicht. Hat er dann noch immer nicht angebissen, müssen Sie an seinen Jagdtrieb appellieren. Ein Kollege (oder wer auch immer!) hätte sich schon als Begleiter angeboten, aber der sei so ein furchtbar oberflächlicher Aufreißer- und Angebertyp. Der würde Sie bestimmt in seinem wahnsinnig schnellen, aber sehr kleinen und furchtbar unbequemen Sportwagen abholen. Wie soll eine anständige Frau im knappen Kleid in so einen Miniflitzer einsteigen, ohne daß sie sich die Strümpfe zerreißt oder die ganze Straße sehen kann, welche Farbe ihre Unterwäsche hat?! Na ja, wahrscheinlich würden Sie die Einladung nun doch ablehnen müssen ... Wenn ER sich dann mit stolzgeschwellter Brust anbietet, werden Sie selbstverständlich mit dem charmantesten Lächeln der Welt annehmen! Aber erst, nachdem Sie ihn mit verzückten Augen angeschaut und gesagt haben: »Das wäre ja soo nett! Aber ich kann doch nicht ...« Lassen Sie ihm das Gefühl, daß er die Situation voll im Griff und die Entscheidung ganz allein getroffen hat! Innerlich wird er sich wie ein Gorilla auf die Brust trommeln und jubeln: »Ich bin der Sieger! Ich bin ja so toll!«

Sie haben ein Auge auf den netten und gutaussehenden Kollegen geworfen – und er macht keine Anstalten, Sie zu erobern, weil er zum Beispiel zu schüchtern ist, oder noch neu in der Firma, oder Angst vor Gerede hat, oder erst erkennen muß, wie gut Sie zu ihm passen würden? (Manche Männer muß man zu ihrem Glück zwingen!) Wollen Sie wirklich auf die nächste Betriebs- oder Weihnachtsfeier warten, auf der er dann vielleicht viel zu be-

trunken ist, um Sie noch zu erkennen und einen Flirt an-
zufangen, oder darauf, daß eine andere Kollegin cleverer
und vor allen Dingen schneller ist als Sie?! Nein! Zuerst
einmal müssen Sie natürlich seine Gewohnheiten heraus-
finden. Ißt er mittags gern Süßes, dann bringen Sie ihm
ein Stück Kuchen mit – mit einer kleinen Grußkarte! Ver-
schusselt er ständig seinen Kugelschreiber, dann legen Sie
ihm eine Packung Kugelschreiber (nicht die teuren!) mit
einer kleinen Karte auf den Schreibtisch. Gibt er gern ein
bißchen mit seinem Computerwissen an, dann fragen Sie
ihn um Rat. Er ist ein Autofreak, dann bitten Sie ihn um
Hilfe, wenn Ihr Gefährt streikt. (Weil Sie natürlich in wei-
ser Voraussicht ein Kabel gelockert oder den Keilriemen
durchgerissen/-geschnitten haben.)

Sehr gute Erfolgsaussichten haben Sie auch, wenn Sie
sich hilflos vor den Fotokopierer stellen und offensichtlich verzweifelt versuchen, einen Papierstau zu beseitigen.
Hier kann er zeigen, was er drauf hat, und Sie können
ihn ausgiebig loben. Am besten ist es selbstverständlich,
so ein Flirt-Theaterstück am Abend kurz vor oder nach
Büroschluß zu inszenieren, denn dann schließt sich sozusagen automatisch die Frage an: »Wollen wir nicht noch
einen Drink nehmen?«, oder »Sind Sie nicht auch hung-
rig … Wollen wir nicht irgendwo eine Kleinigkeit essen?
Ich lade Sie natürlich ein!« Wenn er es nicht sagt, können
Sie ihn unauffällig zu einem Drink einladen – als Danke-
schön für seine Hilfe, ohne die Sie nämlich in tiefste Ver-
zweiflung gestürzt wären.

Sie haben irgendwo einen netten Mann kennengelernt,
sogar über Freunde oder Bekannte seine Telefonnummer
ausfindig gemacht – und warten nun darauf, daß er Sie

anruft? Vergessen Sie's! Die meisten Männer sind nicht
sehr erfinderisch, wenn es um so komplizierte Dinge wie
das Aufspüren einer Telefonnummer oder Adresse geht.
Ihr detektivischer Sinn gleicht eher dem von Nick Knat-
terton – wenn's um Mord, Intrigen oder Karriere geht,
sind sie kaum zu schlagen, aber sonst ... Da müssen Sie
selbst aktiv werden, wenn Ihr Herz immer noch klopft,
wenn Sie an ihn denken. Überlegen Sie sich aber zuerst,
was Sie sagen! Nichts ist so peinlich, wie am Telefon
dumm vor sich hinzustottern. Worüber haben Sie sich
beim ersten Treffen unterhalten? Vielleicht über seinen
Job, und er hat erzählt, daß er Steuerberater ist. Also bitten Sie ihn bei einem steuerlichen Problem um Hilfe. Wovon hat er geschwärmt? Vielleicht vom letzten Fußballspiel seine Lieblingsvereins? Schenken Sie ihm Karten
fürs nächste Spiel, und weil Sie noch nie auf einem
Fußballplatz gewesen sind, würde er ja vielleicht mit Ihnen ... Allein würden Sie sich nicht trauen ... Was interessiert ihn? Malerei? Kino? Tennis? Spielzeugautos? Überlegen Sie sich eine entsprechende Frage. Und wenn er
auch nur halbwegs interessiert ist, wird er anbeißen! Ist
der Anrufbeantworter an? Gut! Nein, nicht auflegen!!
Sprechen Sie ihm ein paar nette Worte drauf, und hinterlassen Sie bitte Ihre Telefonnummer!
Ganz wichtig, wenn Sie aus dem Haus gehen: Nehmen Sie
immer Ihre Visitenkarten und einen Kugelschreiber mit,
für den Fall, daß Sie nicht warten möchten, bis er vielleicht auf die Idee kommt, Ihnen sein Kärtchen in die
Hand zu drücken. Die eigene Visitenkarte ist ein wunderbares Hilfsmittel, ihm unauffällig die Telefonnummer
mitzuteilen. Warten Sie bei einem Gespräch einfach ab,

bis sich eine Möglichkeit ergibt, irgend etwas notieren zu müssen. Den Titel oder den Autor eines neuen Bestsellers. Die Adresse des neuen italienischen In-Restaurants oder vom besten Sushi-Restaurant der Stadt. Oder Sie versuchen etwas zu erklären, was Ihnen offensichtlich schwerfällt – zum Beispiel diesen komischen Hebel links unter dem Armaturenbrett Ihres Autos. Wenn Sie mit Ihrer Erklärung nicht mehr weiterkommen, nehmen Sie einfach Ihre Visitenkarte raus und fangen Sie an zu zeichnen: »Also, wenn da das Steuer ist, da ist der Blinker ...« Und so weiter. Weiß er nun endlich und hat Ihnen erklärt, daß der gesuchte Hebel dazu da ist, die Motorhaube zu öffnen (was Sie natürlich längst wissen!), lassen Sie die Visitenkarte einfach auf dem Tisch liegen. Wenn er auch nur ein bißchen Grips hat, wird er sie einstecken und Sie später anrufen. Wenn nicht – buchen Sie ihn unter »uninteressanter Dummkopf« ab.

Nun ist es ja glücklicherweise so, daß man an den unwahrscheinlichsten Orten Männern begegnet, von denen man sich sofort magisch angezogen fühlt: im Schwimmbad, in der Tiefgarage, in der Schlange vorm Postschalter, im Handwerker-Abholmarkt oder an der Mülltonne vor der Haustür. Sie sehen IHN – Ihre Augen werden groß (als würden Sie gerade den Halleyschen Kometen entdecken), der Mund steht leicht offen (was immer ein bißchen dümmlich und eigentlich nie erotisch aussieht ...), und das Gehirn arbeitet auf Hochtouren. Wie mache ich ihn auf mich aufmerksam? Schnell handeln! Sonst ist er um die nächste Ecke verschwunden, und Sie haben vielleicht den Mann Ihres Lebens verpaßt ...

Also arrangieren Sie in Sekundenschnelle einen Auftritt:

Tun Sie so, als hätten Sie sich den Fuß verstaucht, und jammern Sie laut und mitleiderregend. Lassen Sie die Einkaufstüten fallen. Treten Sie ihm auf den Fuß. Nehmen Sie aus der untersten Reihe den Karton mit dem Tapetenkleber – so daß der Rest auf den Boden poltert. Fragen Sie ihn irgend etwas, egal, was. Aber fragen Sie! (Auch wenn Sie die Antwort selbstverständlich längst und genau kennen.) »Entschuldigung, ich glaube, das Schloß klemmt … Könnten Sie vielleicht …« Oder: »Kennen Sie sich hier aus? Ich suche …« Haben Sie ihn an der Angel, müssen Sie natürlich dranbleiben. Schauen Sie ihn mit strahlendem Dankesblick an, und loben Sie dann irgend etwas an ihm. »Sie haben aber schöne Hände …« – »Sie sind aber stark! Machen Sie Bodybuilding?« – »Das sieht man selten – einen Mann mit sooo blauen Augen …« Oder: »Ach, wie schön, daß es noch so aufmerksame und hilfsbereite Männer gibt …« Er wird sich geschmeichelt fühlen, und natürlich verlangt sein Ego nach noch mehr Streicheleinheiten. Laden Sie ihn auf einen Kaffee ein. Oder bringen Sie irgendwie das Gespräch auf Essen – daß Sie einen neuen Spanier kennen, tolle Küche, sehr gemütlich etc. Es wird ihm eine Freude sein, Sie einzuladen.

Die erste gemeinsame Nacht

Bis hierher ist der Verführungs-Parcour gelungen: romantisches (hoffentlich!) Essen, Händchen halten, lange Telefonate, sanfte Berührungen, Streicheleinheiten, zarte Küsse, heiße Küsse … Und irgendwann muß »es« dann einfach passieren! Selbstverständlich kommt es vor, daß

Tip: Starthilfe für ganz Schüchterne

Soll ich überhaupt einen Mann ansprechen? Tut und darf eine Frau das überhaupt? Nun ja, natürlich gibt es auch durchaus ernstzunehmende Überlegungen und Berichte darüber, daß eine Frau nie einen Mann ansprechen, nie anrufen soll, weil immer er die aktive Rolle spielen muß, damit er wirklich glaubt, sie erobert zu haben. Wird die Frau aktiv, so lautet das Argument, verliert sie den Mann schneller, als sie ihn eingefangen hat … Da Forscher und Wissenschaftler ja so gern auf die Tierwelt zurückgreifen, um das menschliche Verhalten zu erklären, gibt es auch bei diesem Problem tierische Beweise dafür, daß es durchaus lohnend ist, auch als Frau den ersten Schritt zu tun: zum Beispiel die Guppys, auch Zahnkärpflinge genannt – kleine Fische, die sich in vielen Aquarien tummeln. Die wirklich hübschen, bunten Weibchen, die einen Lover ergattern wollen, würden sich nie in die Nähe von ebenso oder nur annähernd so schönen Geschlechtsgenossinnen wagen. Nein, sie zeigen sich nur an der Seite von kleinen grauen Guppy-Mäuschen – denn da kommt ihre ganze Pracht erst so richtig zur Geltung, und der liebestolle Guppy-Mann wird nur Augen für sie haben. So ähnlich machen – kluge! – Frauen es auch, wenn es sich einrichten läßt. Das ist der erste aktive Schritt, um IHN zu erobern. Und die hohe Kunst der Verführung ist doch auch (von weiblicher Seite aus gesehen!), einen Mann dazu zu bringen, daß er das tut, was eine Frau will, und felsenfest glaubt, es sei seine eigene Entscheidung.
Bei dieser Frage – ansprechen: ja oder nein – müssen Sie sich entscheiden, den ersten Schritt wagen und selbst aktiv werden. Oder eventuell noch jahrelang stumm in der Ecke sitzen und warten, daß ER auf Sie aufmerksam wird und Sie anspricht …

sie und er, von Leidenschaft überwältigt, unkontrolliert und unvorbereitet im Heu, auf der Wiese oder sonstwo landen. Und selbstverständlich passiert es auch genau dann, daß man den grau verfärbten und ältesten Body an hat. (Schließlich hat man nicht damit gerechnet, daß »es« passieren würde ...) Oder daß er – aus Versehen natürlich! – morgens in der Eile zu den Socken mit den Löchern und der ausgeleierten Feinrippunterhose gegriffen hat. Natürlich werden sich beide erst hinterher, wenn jeder in seiner Wohnung über das Lusterlebnis (?) nachdenkt, daran erinnern, daß ihre Beine sich so pieksig anfühlten (sie hat sie lang nicht mehr rasiert ...), daß er nicht so wahnsinnig gut, sondern ziemlich nach Schweiß roch ... (Er hat gerade heute viel gearbeitet und hinterher keine Zeit zum Duschen gehabt ...) Daß es zwar irgendwie leidenschaftlich, aber leider nicht so wahnsinnig romantisch oder erotisch oder zärtlich war. Das hätten die beiden anders haben können!

Zur hohen Schule der Verführung gehört auch, daß die erste gemeinsame Nacht sorgsam geplant und in allen Details vorbereitet wird und damit so toll wie möglich verläuft. Erotical correctness, sozusagen.

Die erste Frage: Wann? Die Antwort: Müssen Sie allein entscheiden, ob es nach dem ersten, dritten oder fünften oder zehnten Rendezvous soweit sein soll. Starre Regeln gibt's da nicht. Allerdings sollten sich Frauen darüber klar sein: Es gibt auch in unseren angeblich so aufgeklärten und modernen Zeiten noch Männer, die der festen Überzeugung sind: »Eine Frau, die nach dem ersten Date gleich zu haben ist, ist nichts für eine längere Beziehung.« Die wird in die Abteilung Ex-und-hopp eingeordnet – nehmen, genießen, weg damit und die Nächste bitte! In Anbetracht dieser Tatsache ist es für Frauen vielleicht besser, das zweite oder dritte Date abzuwarten, bis ihre heißen Sehnsüchte erfüllt werden.

Das schöne an der Lust ist ja auch die Vorfreude darauf. Also: Warum nicht vor dem Treffen das normale Duschen zu einem Ritual machen? Lieblings-CD auflegen, Licht dämpfen und ab in die Badewanne oder unter die Dusche. Singen oder summen Sie ruhig mit! Hört ja keiner, wenn Sie mal wieder keinen Ton richtig treffen. Hinterher eincremen. (Übrigens fühlt sich auch Männerhaut viel besser an, wenn sie mal wieder mit Lotion verwöhnt wird ...)

Und was zieh ich an? Am besten das, was sich auch leicht ausziehen läßt ... Wer will schon stundenlang an Haken und Ösen oder minikleinen Knöpfen herumnesteln? Frauen sollten bei der Auswahl des Drübers unbedingt daran denken, daß Männer supersexy Minikleider und High Heels absolut toll finden. Aber eben nur an anderen ... Nicht an der, die für ihn in die engere Wahl kommt. Das liegt am genetisch festgelegten Ur-Instinkt. Wer zu sexy aussieht, kommt nicht für die Aufzucht seiner wertvollen Brut in Frage. Außerdem wäre er dann vielleicht auch viel zu oft und viel zu lange damit beschäftigt, eventuelle Rivalen zu verbeißen. Also das superenge Minikleid mit dem rasanten Ausschnitt zurück in den Schrank. Geeignet sind figurbetonte, kniefreie Kleider mit leicht halsfernem Ausschnitt oder Stehkragen (das macht ihn neugierig, wie's wohl darunter aussehen mag!) und Reißverschluß. Leicht zu öffnen! Oder Kostüm mit Body (nur solche mit Druckknöpfen! Keine mit Haken!

Die kleinen Häkchen sind für ihn nur schwer zu finden und zu öffnen. Und es wäre doch schade, wenn er den Zweihundert-Mark-Body kaputtmacht?!) oder Bluse. Strumpfhose oder Strümpfe? Nun ja, Strümpfe sind natürlich viel sexyer als eine Strumpfhose ... Vielleicht probieren Sie ja mal halterlose Strümpfe aus? Da können Sie sich den Strapsgürtel sparen.

Was Make-up und Frisur angeht – halten Sie sich lieber etwas zurück, wenn's auch schwerfällt ... Total verschmiertes Rouge, mühsam angeklebte Wimpern, die schließlich an seiner Nasenspitze festsitzen und kitzeln, dicke Make-up-Streifen auf seinem Hemd und Spray-harte Haare finden Männer verständlicherweise nicht so antörnend. Vorsicht mit dunkelrotem Lippenstift und Nagellack! Diese Farbe auf Mund und Nägeln jagt Männern Angst ein – wissenschaftlich bewiesen! Ein helles Rot oder Rosa ist passender!

Parfüm, Eau de Toilette, Rasierwasser – da können Sie nehmen, was Sie wollen und soviel Sie möchten. Parfüm sollten Sie vorher allerdings ausprobieren: Auf den Handrücken sprühen und dann küssen, richtig ablecken. Jawohl. Es gibt nämlich Parfüms, die toll riechen, aber ekelhaft schmecken. Und wenn er Sie zärtlich auf den Hals küssen möchte und plötzlich nach Vanille riechenden Alkohol schmeckt – dann kann es sein, daß ihm die Lust vergeht, und das wäre schade.

Gehen wir davon aus, daß er Sie zum Essen eingeladen hat. Sie treffen sich zum dritten Mal, und Sie beide wissen, daß »es« heute soweit sein soll/wird. Darüber spricht man selbstverständlich nicht, aber jeder freut sich heimlich.

Natürlich sucht er das Restaurant aus und holt Sie von zu Hause ab. (Dann muß er Sie schließlich auch nach Hause bringen! Sollte es wider Erwarten total schiefgehen, können Sie ihn immer noch kurzerhand sitzenlassen und ein Taxi nach Hause nehmen. Zur Sicherheit also unbedingt genügend Geld einstecken!) Nach dem reizenden Abend im Restaurant fährt er Sie zurück, bringt Sie bis zur Haustür – und ein paar Küsse später stehen Sie beide eng umschlungen in Ihrem Flur ... Bis Sie lustvoll im Schlafzimmer landen, gibt es allerdings noch einige Klippen zu überwinden.

Lassen Sie ihn die Flasche Wein oder Champagner öffnen und die Gläser holen, denn so haben Sie die Hände frei, um das Radio anzustellen. Ein bißchen Kuschelmusik. Kerzen anzuzünden – davon ist abzuraten! Es sieht zwar romantisch aus, aber es hat schon Fälle gegeben, da sind ganze Wohnungen abgebrannt, weil das Schmuselicht im Wohnzimmer munter runterbrannte, was die zwei im Schlafzimmer natürlich nicht bemerkt haben. Die hatten anderes im Sinn.

Sie haben hoffentlich vorgesorgt und im Schlafzimmer schon vorm Weggehen eine kleine Lampe eingeschaltet. Er kennt sich schließlich in Ihrer Wohnung nicht aus. Und es wäre irgendwie lächerlich, wenn er über die Kommode stolpert oder sich den großen Zeh am Bettpfosten stößt und Sie einen Notarzt rufen müssen ...

Außerdem haben Sie selbstverständlich alle eventuell noch vorhandenen Fotos von Exlovern in die hinterste Ecke des Kleiderschranks geschmissen und die Anti-Pickel-Salbe und das ABC-Pflaster gegen Hexenschuß irgendwo unter den Handtüchern versteckt.

Wenn's wie im Hollywoodfilm ablaufen soll, dann sieht das Drehbuch für SIE und IHN etwa so aus:

Beide sitzen eng nebeneinander auf der Couch. (Wie soll man sich näherkommen, wenn zwei Leute rechts und links vom riesigen Couchtisch in supermodernen, aber unbequemen High-tech-Sesseln hocken?!) Sie ist an ihn gekuschelt – heiße Küsse und Streicheleinheiten, wo er mag und soweit sie ihn läßt. Bevor die Klamotten nun im Taumel der Leidenschaft quer durchs Wohnzimmer fliegen und er vielleicht mit dem Fuß die teuren Kristallgläser vom Tisch fegt oder sie sich den Kopf an der Armlehne der Couch stößt, ist's natürlich ideal, wenn er sie möglichst ins Schlafzimmer trägt.

Übrigens: Auch Männer finden es ganz toll, wenn eine Frau an ihnen herumnestelt und das Hemd hochschiebt, den Gürtel, die Hose öffnet und so weiter ... Und das gegenseitige Ausziehen können beide zu einem sinnlich-sexy Vorspiel ausdehnen. (Mal abgesehen davon, daß natürlich jeder Mann auch gern ein sichtbares Zeichen erhält, daß sie »es« auch wirklich will und daß es nun endlich soweit ist. Ihre Hände auf seiner Haut und Hose zeigen es ihm.)

Bei all den wunderschönen Vorspielen geraten manche Frauen so in Verzückung, daß sie gar nicht genug davon bekommen können. Irgendwo in ihrem Gehirn blinkt ein Licht, das ihnen signalisiert: »So sexy und romantisch wie heute wird es nie wieder sein. In Zukunft wird er nicht mal mehr sehen, ob ich Seidendessous trage oder nicht. Und ich werd mich auch allein ausziehen müssen ...«

Also dehnen diese Frauen das Vorspiel so lange aus, bis er dann vor Müdigkeit die Zeiger der Uhr gar nicht mehr sehen kann. Dann ist es plötzlich vier Uhr morgens, und sie sind beide eigentlich hundemüde ... allein der Trieb treibt sie noch ... Und am nächsten Morgen sehen beide aus, als hätten sie nichts dringend nötiger als eine Schönheitsoperation.

Auch in Sachen Liebe ist es praktisch und schön, das Timing richtig abzustimmen. So gegen dreiundzwanzig Uhr: Ankunft bei Ihnen zu Hause; bis vierundzwanzig Uhr sollten Sie es dann schon bis ins Bett geschafft haben. So haben Sie wenigstens noch etwas von dieser Nacht – mit einem halbwegs frischen Lover, der noch nicht mühsam das Gähnen unterdrücken muß.

Es soll allerdings Frauen geben, die es wahrhaftig fertigbringen, bevor es so richtig zur Sache geht, noch mal schnell aus dem Bett ins Badezimmer zu rennen, um ein natürlich weichgespültes und ordentlich zusammengelegtes Handtuch zu holen und dieses dann mit großer Akribie ungefähr auf der Mitte des Bettlakens auszubreiten ... Null Punkte, meine Damen. Jetzt ist es nur noch sein übermächtiger Trieb, der ihn bei Ihnen hält. Am liebsten würde er sofort aufstehen und gehen, wenn da nicht dieses übermächtige Verlangen wäre ... Aber Gefühle? Fehlanzeige!

Allerdings gibt es auch für »danach« noch einige Regeln der »Erotical correctness«. Absolut verboten ist seine Frage hinterher: »War ich gut?« oder: »Hat's dir gefallen?« Das werden Sie als Mann ja wohl bemerkt haben, ob die Frau auch ihren Spaß hatte, oder nicht ... Und Sie wollen doch nicht im Ernst, daß Sie wie damals in der Schule mit Noten bewertet werden, und das auch noch beim Sex.

Zu den »Dont's« gehört auch, daß sie ihn mit Liebesschwüren überhäuft, unter dem Motto: »Du bist der Mann meines Lebens!« Da gerät jeder Mann in Panik, weil er sich im Geiste schon vor dem Traualtar und dann in Hausschuhen vor dem Fernseher hocken sieht, während sie ihm, mit Lockenwicklern im Haar und einer knittrigen Kittelschürze bekleidet, mißmutig die lauwarme Konservensuppe bringt ... Es reicht doch, ihm (oder auch ihr) zu sagen, daß es schön war, einfach toll, daß Sie sich gut und wunderbar fühlen?! Da Männer natürlich immer gern hören, daß sie der beste, der stärkste, der wunderbarste Typ schlechthin sind, wäre es natürlich von Vorteil, wenn Sie ihn hinterher loben. »So toll wie mit dir war's noch nie ...« – »Du bist wirklich ein sehr guter Liebhaber ...« – »Mit dir ... mit dir ist es einfach ... ja, einfach gigantisch.« Auch wenn's nicht stimmt – Lob schmeichelt der Männerseele und läßt seine Gefühle für Sie in den Himmel wachsen. Natürlich weiß auch er im hintersten Winkel seiner Seele, daß Sie ihn ein bißchen anflunkern, aber er möchte es so gern glauben, was Sie ihm so süß vorsäuseln. Lassen Sie ihn in diesem Glauben! (Eine Freundin von mir vergleicht Männer in solchen Momenten einfach mit kleinen, tapsigen, jungen Hunden. Die muß man auch überschwenglich loben und mit einem Knochen belohnen, wenn sie »sitz« oder »Platz« gelernt haben.)

Total daneben ist: Wenn er oder sie nach dem Sex sofort ins Badezimmer und unter die Dusche stürmt;
wenn sie sofort aus dem Bett hastet, um seine Socken, Unterwäsche einzusammeln, ordentlich zusammenzulegen und über den stummen Diener zu drapieren;

wenn er sich hinterher sofort auf die Seite rollt und vor sich hinschnarcht;

wenn sie zu den Kleenex auf dem Nachttisch (natürlich extra vorher bereitgestellt! Das ist verboten!!) greift oder ein Handtuch holt, um die sichtbaren Zeichen der Lust mit Hingabe zu entfernen, und dabei vielleicht auch noch stöhnt: »Oh, nein – meine schöne Bettwäsche!«

Frauen mit übertrieben starkem Ordnungs- und Putzsinn, den sie dann auch noch in der ersten gemeinsamen Nacht und auch noch im Schlafzimmer ausleben, stehen bei Männern nicht gerade hoch im Kurs. Die Sexausstrahlung liegt auf der nach oben offenen Anmachskala weit unter Null! Außerdem sehen Männer es als peinliche Zurückweisung und große Kränkung an, wenn sie seine Sexgabe sofort von sich oder der Bettwäsche abwäscht. Für ihn ist es ein verflüssigtes körperliches Zeichen seiner Gefühle, seiner Hingabe – und sie hat nichts Eiligeres zu tun, als sofort alle Spuren zu entfernen. Na, bravo …

Wenn er sich im Bett eine Zigarette anzündet und vor sich hinqualmt, obwohl sie Nichtraucherin ist (rücksichtslos!);

wenn sie oder er plötzlich über die Bettqualitäten ihrer Exlover plappert;

wenn er aufsteht, sich anzieht und sich mitten in der Nacht davonmacht … (»Es ist spät. Ich muß jetzt gehen, Liebes. Ich ruf dich an.«)

Wenn er mit Ihnen ins Bett will, soll er gefälligst auch über Nacht bleiben, und sich am nächsten Morgen Ihr ungeschminktes Gesicht ansehen! Natürlich gebietet es die Höflichkeit, ihn zu fragen, wann er aufstehen muß.

Stellen Sie den Wecker so pünktlich, daß Sie am nächsten Morgen noch fünf Minuten Zeit zum Kuscheln haben und ihm einen Kaffee kochen können. (Sehr praktisch ist es in solchen Fällen, den Kaffee schon abends aufzusetzen – so daß Sie am nächsten Morgen nur noch den Einschaltknopf drücken müssen. Oder Sie schaffen sich eine Zeitschaltuhr an, dann blubbert das Kaffeewasser von allein pünktlich los.) Legen Sie ihm im Badezimmer ein Handtuch zurecht. Von einer Extra-Zahnbürste würde ich bei der ersten gemeinsamen Nacht abraten, denn wenn Sie plötzlich eine nagelneu verpackte Zahnbürste hervorzaubern, könnte er denken, Sie hätten ständig einen Vorrat für Ihre diversen Lover parat. Und nie Rasierapparat oder Eau de Toilette bereitstellen! Bei ihm im Kopf machen sich sofort Gedanken an seine Vorgänger breit, die bereits bei Ihnen übernachtet haben. Männer mit ihrem unvergleichlichen Sinn für das eigene Ego gehen einfach davon aus, daß sie der erste Typ im Leben einer Frau sind. Natürlich wissen sie, daß das nicht stimmt, aber sie wollen es glauben. Wollen Sie als Frau wirklich diesen Glauben zerstören?!

Gut – er ist geduscht und hat Ihre Zahnbürste benutzt. (Wenn es Sie gar so sehr ekelt, daß er Ihre Zahnbürste nimmt, dann kaufen Sie eine neue, stellen Sie sie am Abend vorher ins Putzglas, werfen Sie am nächsten Morgen weg und greifen wieder zu Ihrer eigenen. Er wird's nicht merken, und es interessiert ihn auch nicht.) Toll, wenn er mit einem Handtuch um die Hüften (ein schöner und nur halb verhüllter Männerkörper am Morgen ist doch mal was anderes für eine leidgeprüfte Single-Frau) in die Küche kommt und Sie schon Kaffee einge-

schenkt und den büro-alltäglichen Frühstückstisch ge-
deckt haben. Kaffee, Toast, Butter, Marmelade, das reicht,
denn Sie haben's ja beide eilig, und er muß noch nach
Hause und sich umziehen. Verboten ist die – möglichst
noch mit einem Gähnen untermalte – Frage: »Liebling,
möchtest du Frühstück?« Das impliziert für ihn, daß Sie
eigentlich null Bock auf die frühmorgendliche Küchenar-
beit haben und nur darauf warten, daß er so schnell wie
möglich aus Ihrer Wohnung verschwindet. Ist doch viel
schöner, wenn Sie sich noch mal über den Rand der Kaf-
feetasse hinweg tief in die Augen blicken und er beim
Griff zur Butter nebenbei noch mal Ihr Händchen streichelt!

Hat er sich angezogen und verabschiedet er sich im Flur
mit einem zarten Kuß (vielleicht auf die Nasenspitze?!),
muß er selbstverständlich sagen: »Ich ruf dich an, heute
abend.« Sagt er nur: »Ich ruf dich an!«, dann sollten Sie
schon insistieren: »Wie schön, heute abend?! Ich freu
mich!« Schieben Sie ihn aus der Tür, bevor er antworten
und sich eventuell eine Ausrede einfallen lassen kann,
warum er gerade heute abend nicht anrufen kann.

Ideal ist's natürlich, wenn Sie das erste Bettrendezvous so
planen, daß Sie ihn zu sich nach Hause einladen, und
zwar möglichst an einem Freitag- oder Samstagabend,
denn dann haben Sie gleich mehrere Vorteile auf Ihrer
Seite:

- Sie können mit Ihren Kochkünsten angeben. Wenn in
  dem Kochtopf umgeschichtete und nachgewürzte Tief-
  kühlware ist – macht es nichts. Hauptsache ist doch, er
  glaubt, Sie haben sich wahnsinnig viel Mühe gegeben.

um ihn satt und glücklich zu machen. Das stärkt sein Ego und beruhigt den knurrenden Magen. Natürlich sind so schwere Sachen wie Schweinsbraten mit Knödel und Sauerkraut, überbackener Blumenkohl oder Bohnensuppe verboten! Lauter Lustkiller! Sie werden nur noch wenig von ihm haben, wenn er mit vollem Bauch dasitzt und – möglicherweise – Verdauungsprobleme hat ...

- Sie können für eine süße Überraschung sorgen, sozusagen ein Dessert der besonderen Art: Nach dem Essen können Sie sich für ein paar Minuten verabschieden (drücken Sie ihm die Tageszeitung in die Hand, damit er ein bißchen beschäftigt ist), sich in aller Stille bis auf die Dessous aus-, den neuen Seidenmorgenmantel anziehen und sich dann in seine Arme kuscheln. Eine Frau, die für ihn kocht und hinterher in nichts als toller Unterwäsche und einem dünnen Morgenmantel vor ihm steht – da sind schon fast alle seiner heimlichen Männerträume erfüllt! Ein Auftritt, den er so schnell nicht vergessen wird!

- Sie haben am nächsten Samstage oder Sonntagmorgen genügend Zeit, in aller Ruhe – vielleicht sogar zu zweit – zu duschen und dann zu frühstücken. Zaubern Sie ein Frühstück auf den Tisch, das er von nun an möglichst jedes Wochenende bekommen möchte. Servieren Sie zu Kuschelrock oder Klassik aufgebackene, heiße Brötchen, drei verschiedene Sorten Marmelade, ein bißchen Käse, ein bißchen Wurst, gekochte Eier oder Spiegeleier, frisch ausgepreßten Orangensaft, Kaffee und vielleicht sogar hinterher ein Gläschen Champagner. (Er wird mit Grauen an sein Junggesellenfrühstück zu Hause denken … Irgendwo schimmelt der Toast vor sich hin, nicht mal frische Milch für den Kaffee ist da, und bei den Eiern ist das Verfallsdatum auch schon seit Wochen abgelaufen …) Vielleicht ergibt sich ja auch eine wundervolle Wiederholung der nächtlichen Erlebnisse? Die meisten Männer sind von Sex am Morgen/Vormittag so hingerissen, daß ihre Pupillen sich allein bei dem Gedanken daran unnatürlich weiten und sie nach vollbrachter Tat noch den ganzen Tag etwas daneben und wie nicht von dieser Welt wirken. Ganz gut kommt es, wenn der Mann nach der ersten gemeinsamen Nacht und dem ersten gemeinsamen Frühstück spätestens am Nachmittag per Kurier ein paar Blumen schickt, mit kleinem Kärtchen in der Art: »Es war schön mit Dir! Dein XY.« Oder auch: »Wann seh ich Dich wieder?!!!« Das hat Stil! Nur als Tip: Auch am Wochenende und sogar am Sonntag bekommen Sie Blumen, zum Beispiel an jedem Bahnhof.

Null problemo:
der One-night-stand

Mit einer geradezu fatalen Neigung verlieben sich Frauen ein Leben lang, immer wieder und oft in den Falschen. Manche Frauen kommen irgendwann zu der Erkenntnis: Lieber keinen als so einen unterirdisch blöden, egoistischen oder machomäßigen Mann oder vielleicht ein Exemplar der nicht so seltenen Gattung »Ich bin nur ein Mann für eine Nacht!«. Warum eigentlich nicht?! Was ist schon die x-te Nacht allein im Bett gegen eine Nacht voller Lust, Spaß und Sex? Das ist ein Unterschied wie Mineralwasser und Champagner, wie Mireille Matthieu und Madonna oder Leberwurst und Kaviar. Man gönnt sich ja sonst nichts!

Manche Männer sind es eben nur für eine Nacht, und manche Frauen auch.

Ein One-night-stand kann etwas ganz Tolles sein. Im Urlaub nachts an einem einsamen, palmenbestandenen Strand … auf der Dienstreise nach einem phantastischen Essen im luxuriösen Hotelzimmer … nach einem zufälligen Treffen in einer Bar … nach dem ergreifenden Liebesfilm oder der x-ten Wiederholung von »Ein unmoralisches Angebot«, den man nebeneinandersitzend im Kino gesehen hat, zu ihm … Den Nachbarn, den man schon lange ganz nett findet und der sich eigentlich nur die Butter fürs Abendessen ausleihen möchte, verführen … Möglichkeiten und Gelegenheiten gibt es viele. Und für beide Beteiligten wird es ein Lusterlebnis, wenn von vornherein klar ist, daß es hier nicht um ein Heiratsversprechen, sondern um eine Nacht voller Sex geht. Nicht um die großen Gefühle und Herzklopfen, sondern um Berührung und Lusterfüllung, sich für den Moment ganz toll finden, aufeinander einlassen – und wissen, daß es zeitlich begrenzt ist. Ihn oder sie genießen wie ein süßes Eis, einen tollen Film oder das Superkleid aus dem Designerladen, das man lustvoll anprobiert und dann wieder weghängt – weil es viel zu teuer ist, einem sowieso nicht so gut steht, oder weil man genau weiß, daß man es nie anziehen wird. Die Sache scheint für viele interessant zu sein – Sie stehen mit Ihren Gelüsten absolut nicht allein da: Bei einer Repräsentativumfrage des Sexologischen Instituts in Hamburg (1996) kam nämlich heraus, daß jeder zweite Bundesbürger begeistert ja sagen würde, wenn ihm ein flüchtiges Eine-Nacht-Abenteuer mit einer/m Unbekannten angetragen würde. Einzige Voraussetzung des erotischen Kurzerlebnisses: Das sichere Wissen, daß am nächsten Tag wirklich alles vorbei ist.

Die Aufschlüsselung nach Geschlecht zeigt, daß die Männer einen wesentlich größeren Appetit auf One-night-stands haben: 73 Prozent der Männer zeigten sich bei der Umfrage sofort verführungsbereit, allerdings nur 41 Prozent der Frauen. 62 Prozent der befragten Männer hatten bereits entsprechende Erfahrungen, bei den Frauen bekannte nur jede dritte, es schon einmal für eine Nacht getan zu haben. Von denen allerdings stöhnte dann jede neunte, sich in dieser Nacht unglücklich in den Lover verliebt zu haben …

Wer also auch nur im hintersten Winkel seines Herzens hofft, aus einem One-night-stand könnte schon irgendwann etwas Festes werden – Hände weg! Sie liegen eine Nacht später wieder allein im Bett, nicht nur gelangweilt, sondern verzweifelt, enttäuscht und heulend. Gerade Frauen neigen ja leider dazu, sich in dieser Hinsicht gern selbst zu belügen. »Ach, er wird mich nicht vergessen können. Er wird wieder anrufen. Wenn er mich nicht lieben würde, hätte er doch nicht mit mir geschlafen …« Falsch! Verführung und Liebe verhalten sich zueinander wie abgestandener Rotkäppchen-Sekt und ein Rothschild Jahrgang 82, Südhang. Das eine dient dazu, den Durst zu stillen, und das andere ist langsamer Genuß. Damit wir uns nicht mißverstehen: Nichts gegen Rotkäppchen-Sekt! Wenn man so richtig Durst hat, tut er auch richtig gut.

Wenn er oder sie morgens geht, ist die Affäre vorbei. Keine Anrufe, keine Anspielungen, keine Briefe. Fragen Sie gar nicht erst, wo Sie ihn oder sie erreichen können. Erleben Sie das Ganze wie ein Theaterspiel, das Sie aufführen. Wenn Sie ins Theater gehen oder sich ein Ballett ansehen, nehmen Sie ja hinterher auch nicht das ganze Ensemble mit nach Hause, nur weil Ihnen die Aufführung so gut gefallen hat.

Und einen One-night-stand können Sie wirklich wie ein Theaterstück aufführen, denn wenn sich zufällig rein gar nichts ergibt, gibt es trickreiche Möglichkeiten, doch noch zum Ziel seiner Wünsche zu kommen. Etwas Geld braucht sie/er für einen Callboy oder ein Callgirl natürlich schon. In jedem gelben Branchenbuch finden sich unzählige Adressen vom Escort-Service bis zur Begleitagentur. Anruf genügt, alles sehr diskret! Wobei gilt: Die Agentur handelt den Grundpreis für den Abend aus, Sie zahlen außerdem noch Essen und Getränke. Was dann bei Ihnen zu Hause oder im Hotelzimmer passiert, wird extra ausgehandelt und bezahlt.

Eine wesentlich günstigere Möglichkeit, an einen One-night-stand zu kommen, sind Chiffre-Partys, die heute in jeder größeren Stadt veranstaltet werden. Das funktioniert so: Clemens, der in letzter Zeit vereinsamte Autoverkäufer, inseriert in einem Stadtmagazin unter der entsprechenden Rubrik. Seine Anzeige bekommt eine Nummer. Vielleicht die 110. Angela, Boutique-Verkäuferin, immer noch solo, nachdem ihr Freund sie vor fünf Monaten verlassen hat, liest die Anzeige. Der Typ hört sich gut an. Sie schreibt sich mit einem Filzstift die Nummer 110 auf einen Button, piekst ihn sich an und nichts wie ab zur

Party. Eintritt so um die fünfzehn Mark. Clemens sieht seine Nummer auf ihrem Busen – und der Flirt kann beginnen. Ist Clemens als Typ ein totaler Reinfall, macht das nichts. Auf so einer Fete tummeln sich nur Singles, die Spaß für eine Nacht haben wollen. Wer da keinen Lover findet, ist wirklich selbst schuld!

Für weibliche Singles mit viel Lust sind auch Seitensprungagenturen ein ideales Jagdrevier. Dort sind nur Männer registriert (so gut wie keine Frauen), die ein schnelles Abenteuer suchen. Keine Verpflichtung, keine Süßholzraspelei. Da können Sie übrigens schon im Vorfeld genau selektieren, ob Sie blond oder braun, groß oder klein, sportlich oder mit Bäuchlein bevorzugen. Der weitere Vorteil: Der ausgesuchte Herr bezahlt das gemeinsame Essen und den Champagner. Der Rest ist unbezahlbare Lust, die beide genießen – und nach dieser Nacht oder dem Abend das große Schweigen. Und eine schöne Erinnerung?!

Wenn man sich hinterher doch mal wieder oder sogar häufiger aus beruflichen Gründen oder durch gemeinsame private Bekannte begegnet: lächeln, freundlich sein, völlig ungehemmt miteinander umgehen wie Freunde! Wer das nicht kann – Hände weg!

Sollte überhaupt die Möglichkeit bestehen, daß man das Objekt seiner ein-nächtlichen Begierde wieder trifft, dann gilt von vornherein: Der Genießer schweigt hinterher. Keine eindeutigen oder zweideutigen Bemerkungen im Büro, kein Sterbenswörtchen zur besten Freundin oder dem besten Freund. Kein Klatsch im Treppenhaus oder Supermarkt oder bei der nächsten Party.

Wenn Sie sich noch nicht so ganz mit dem Thema One

night-stand anfreunden können und vielleicht noch ein bißchen unsicher sind, schreiben Sie sich doch einfach mal die Vorteile auf:

- Nie, aber auch nie werden Sie sich mit ihm/ihr streiten.
- Nie werden Sie seine schweißelnden Socken waschen müssen.
- Nie wird er/sie mit irgendwelchen überflüssigen und dämlichen Fragen nerven.
- Nie müssen Sie das Gefühl haben, er/sie habe Ihnen im Bett die Lust nur vorgespielt.
- Nie werden Sie für ihn/sie kochen müssen, obwohl Sie überhaupt keine Lust dazu haben.
- Nie werden Sie sich darüber streiten, ob heute abend der Liebesfilm oder Fußball geguckt wird.
- Nie werden Sie sich sein/ihr Gejammere über den Streß im Büro anhören müssen, und so weiter und so weiter …

Dagegen ist der Lustgewinn doch sehr hoch!

Essen Sie sich sexy

Liebe geht durch den Magen. Wie recht Großmutter damit hatte! Nur daß es in unseren modernen Zeiten nicht mehr darum geht, ihm sein Lieblingsessen zuzubereiten (falls das zum Beispiel Eisbein mit Sauerkraut sein sollte!), weil das doch im Hinblick auf die folgenden Aktivitäten etwas arg schwer im Magen liegen und den Herrn der Wahl vorzeitig ermüden würde. Wer heutzutage den anderen mit dem Kochlöffel verführen möchte, geht subtiler vor und berücksichtigt Nahrungsmittel und Gewürze, die die körpereigene Chemie sanft in die richtige Richtung lenken, die antörnen, statt nur zu sättigen, die munter statt müde machen und die verklemmte Lover lockern.

Dabei sind es keineswegs nur Luxusgüter wie Kaviar und Austern, die seinem kleinen Freund zu mehr Standfestigkeit verhelfen und ihr die Sinne umnebeln. Auch erschwingliche Nahrungsmittel wie Honig, Bananen oder Schokolade erfüllen ihren Zweck. Unendlich ist auch die Vielfalt, die Sie dem heimischen Kräutergarten entlocken können. Auf Pfeffer und Knoblauch griff schon Casanova zurück – wer es deutsch mag, bedient sich großzügig beim Bohnenkraut.

Wo die Luststoffe stecken

Eva lag gar nicht so falsch mit ihrem Apfel, denn der enthält ein paar stoffwechselanregende Biostöffchen, die, wie die Bibel ja beweist, durchaus zum Ziel führen können. Von A wie Aal bis Z wie Zwiebel die besten Verführer aus der Küche. Viele Erkenntnisse entstammen der fernöstlichen und orientalischen Mythologie oder sind einfach von sogenannten »großen Liebhabern« überliefert, doch längst nicht alle der folgenden Aphrodisiaka aus der Küche halten einer wissenschaftlichen Überprüfung stand. Wo es bewiesen ist, sind die entsprechenden Wirkstoffe aufgeführt. Im übrigen gilt: Probieren geht über studieren!

Aal

Nicht etwa der unstrittig hohe Eiweißanteil macht das schlangenförmige Wassertier für das Liebesleben interessant, es ist vielmehr sein hoher Gehalt an Phosphor – und der soll den Phallus nachhaltig beleben.

Ananas

Amerikanische Sexualforscher sind der Ansicht, daß regelmäßiger Genuß von Ananas die Liebeskraft bei Männern wie Frauen nicht nur stärkt, sondern auch bis ins hohe Alter erhält. Das Geheimnis der Exoten ist das Enzym Bromelain. Enzyme kurbeln alle Stoffwechselfunktionen an, und Bromelain ganz besonders den Eiweißhaushalt, und von dort kommt die Energie! Obendrein hilft Bromelain, überflüssige Ballaststoffe (die müde machen!) rasch abzubauen. Liebeskraft durch Ananas – das funktioniert in unseren Breiten jedoch nur, wenn Sie eine frische Frucht erwischen. Denn zu lange Lagerung und weite Transportwege machen den Enzymen den Garaus.

Austern

Für den kleineren Geldbeutel tun's auch Krebse oder Muscheln. Allen gemeinsam ist nämlich ihr hoher Gehalt an leichtverdaulichem Eiweiß, was schon Casanova zu schätzen wußte. Diese Form des Eiweißes ist ein besonders rascher und zuverlässiger Energielieferant. (Und Energie brauchen Sie für ein erfülltes Liebesleben!) Außerdem liefern diese Seetiere dem Körper Jod – und das bringt die Schilddrüse auf Trab, was wiederum auch dem Sex förderlich ist. Denn eine müde Schilddrüse reduziert *alle* Körperfunktionen auf ein Minimum. Was Austern den preiswerteren Kandidaten voraus haben, ist zusätzlich ein extrem hoher Zinkgehalt, und dieses Spurenelement wird für die Synthese von Sexualhormonen gebraucht. Austern, Krebse und Muscheln wirken übrigens besonders gut in Kombination mit dem kreislaufanregenden Champagner!

Avocado

Hätte Eva davon schon gewußt, sie hätte sich nicht lange mit Äpfeln aufgehalten ... Schon frühe Indianerstämme schätzten das Fleisch der Avocado und den pulverisierten Kern als Aphrodisiakum.

Insbesondere sexuelles Interesse soll durch den Genuß der schmackhaften Frucht geweckt werden. Das könnte mit dem extrem hohen Anteil an Vitamin E (etwa 3 mg pro Frucht) zusammenhängen sowie den hochwertigen pflanzlichen Fetten – beides zusammen wirkt intensiv leistungssteigernd. Vitamin E hat einen aktivierenden Einfluß auf die Keimdrüsen. Das allerdings kommt weniger der Amore zugute, sondern mehr dem Resultat, sprich: dem Nachwuchs. Vitamin E erhält bei den Herren der Schöpfung die Zeugungskraft und sorgt dafür, daß Frauen eine problemlose Schwangerschaft erleben.

Banane

Enthält jede Menge lebenswichtige Mineralien und Vitamine, was grundsätzlich Kraft gibt. Ganz besonders wichtig ist das Vitamin C, das japanische Forscher als »Heilmittel gegen die sexuelle Unlust« preisen. Eine Banane deckt bereits ein Fünftel des täglichen Bedarfs an Vitamin C. Außerdem steckt in der Banane viel natürlicher Fruchtzucker, was auch dem kleinen Freudenspender sofort neue Energie liefert.

Basilikum

Seine antörnende und stabilisierende Wirkung verdankt es ätherischen Ölen, die generell anregend wirken, sowie einigen Vitaminen. Wer ein Spaghettigericht mit reichlich Basilikum verzehrt, kann eventuell noch in den Genuß einer Nebenwirkung der ätherischen Öle gelangen: Sie können vorübergehend die Harnröhre irritieren und so eine Erektion verursachen.

Bohnenkraut

Gehört zu den wenigen heimischen Muntermachern. Dürfte aber, zumal Beweise für die Wirksamkeit fehlen, den orientalischen und asiatischen weit unterlegen sein. Es sei denn, Sie essen es pfundweise. Wer es probieren möchte: Das Kraut paßt keineswegs nur zu Bohnen, sondern ist auch ein schmackhaftes Würzmittel für Tomaten, Lauch, Schafskäse und Möhren.

Curry

Gelobt sei, was scharf macht! Die einfach Faustregel auf dem Weg zu diesem Ziel lautet übrigens: Alles, was scharf ist, törnt auch an! Also auch roter und schwarzer Pfeffer, Chili oder Paprika. Curry ist eine orientalische Gewürzmischung, die aus bis zu vierzig Zutaten bestehen kann. Die indische Mythologie lehrt, daß Curry dem Samen des Mannes eine »ätherische« Qualität verleiht, was die Lust von Mann und Frau gleichermaßen beflügelt. Überdies soll Curry die Menge des Samens steigern. Unbewiesen ist allerdings, ob die neu gewonnene Quantität auch die Qualität des Liebeslebens nachhaltig steigert ...

Eier

Wer die Liebe am Morgen schätzt, ist mit einem Frühstücksei gut beraten. Das wertvolle Eiweiß liefert flink die nötige Energie für einen erotischen Start in den Tag. Und das immer wieder verteufelte Cholesterin hat's erst recht in sich: Cholesterin ist ein wichtiger Bestandteil vieler Hormone, unter anderem einiger Sexualhormone. Maßhalten ist beim Eierkonsum jedoch angeraten, und zwar auch im Hinblick auf die Sexualität: Kommt es zur Arterienverkalkung, wirken sich die daraus resultierenden Durchblutungsstörungen auch negativ im Bereich des Beckens aus – und irgendwann geht gar nichts mehr.

Fenchel

Die grüne Knolle gilt als Geheimtip des französischen Naturheilers Mességué, der das Gemüse und seine Samen als Wunderwaffe für lange, gefühlvolle Nächte erachtete. Im nüchternen Licht der Wissenschaft betrachtet, enthält Fenchel hauptsächlich Vitamin C und Carotin. Das ist zwar durchaus gesund, aber noch nicht unbedingt lustfördernd. Wahrscheinlich stammt der Ruf des Fenchels als Aphrodisiakum aus dem Orient des 18. Jahrhunderts, wo dem Opium zahlreiche Heilpflanzen, unter anderem die Samen des Fenchels, beigemischt wurden, um den berauschenden Effekt des Opiums zu steigern. Die Ingredienzien wurden pulverisiert und mit Zucker zu Pillen gepreßt. Die »Orientalischen Glückspillen« sollen zu phantastischen Rauschzuständen und liebestrunkenen Orgien geführt haben.

Honig

Schon in altägyptischen Papyrusrollen und in der Liebeslehre des römischen Dichters Ovid finden sich Hinweise auf den Lustspender Honig. Bei uns ist eher seine gesundheitsfördernde Wirkung bekannt. Daß sich die aufbauenden Kräfte des Bienenfutters auch segensreich auf sein bestes Stück und ihre Lust auswirken, ist gut denkbar. Honig enthält Aminosäuren, Mineralien, Enzyme und viel Vitamin B – alles wesentliche Bestandteile der Hormonproduktion und aller Stoffwechselfunktionen. Wer noch länger durchhalten will, der bedient sich des Luxusfutters der Bienenköniginnen, dem Gelee Royale, das es in Trinkampullen in der Apotheke gibt. Entgegen einem häufig verbreiteten Vorurteil wirken weder Honig noch Gelee Royale, wenn sie äußerlich aufgetragen werden.

Hummer

Das edelste aller Meerestiere vereint die lustfördernden Qualitäten des Aals und der Auster in sich. Das Schalentier enthält jede Menge kraftspendendes Eiweiß und potenzfördernden Phosphor. Mißtrauische Naturen führen seine wie auch der Austern liebesfördernde Kraft eher auf den Preis der Tierchen zurück. Motto: Wenn jemand so ein teueres Essen für mich bezahlt, törnt mich das an. Geld macht eben auch sehr sinnlich!

Ingwer

»Agni« heißt das innere Feuer, das Lust macht, in der ayurvedischen Lehre. Und um das zu entfachen, so die indischen Meister, braucht es Ingwer. In allen Ländern der Erde, wo Ingwer wächst, wird er seit alters her als »Scharfmacher« gelobt. Ingwer erregt alle Sinne und fördert die Lust bei Mann und Frau. Die unscheinbare Knolle enthält einige ätherische Öle und andere Stoffe, die es in der Tat in sich haben. Sie regen Kreislauf und Durchblutung kräftig an – und damit auch die Durchblutung in der Beckengegend! – und wirken allgemein stimulierend auf Psyche und Zentralnervensystem. Gute Voraussetzungen für aufregende Liebesabenteuer!

Kaffee

Hat zwei Vorteile: Er macht wach und kurbelt Kreislauf und Durchblutung an. Daneben soll er auch das Lustzentrum im Gehirn wecken. Kann sein, kann nicht sein, probieren Sie ihn auf jeden Fall in Kombination mit dem folgenden Gewürz!

Kardamon

Auch dieses asiatische Gewürz enthält reichlich ätherische Öle, die Kreislauf, Durchblutung, Nerven und Psyche stimulieren. Kardamon weckt die Lust und alle Sinne! Die Sache hat allerdings einen kleinen Haken: Wenn Sie derartige exotische Gewürze in den bei uns üblichen homöopathischen Mengen verwenden, wird sich weder bei ihm noch bei ihr etwas regen. Da braucht es schon eine höhere Dosis! Tip: Kardamon ist beliebt beim Würzen von Süßspeisen und schmeckt auch sehr gut im Kaffee. Servieren Sie nach einem romantischen Liebesmenü einen Kaffee mit einem Teelöffel Kardamonpulver darin.

Karotten

Zu Unrecht ist des Hasen Lieblingsspeise zum Kinderbrei und zur Schonkost für Magenkranke verkommen. Betrachten Sie doch nur einmal ihre Form! In früheren Zeiten, als es noch keinen vollautomatischen Penisersatz von Panasonic gab, sollen bei einsamen Damen Möhren hoch im Kurs gestanden haben. (Ich hätte da – ähnlich wie bei der Banane – leichte Bedenken wegen der Festigkeit.) Noch zur Jahrhundertwende waren Karotten eng mit Riten um Lust und Fruchtbarkeit verbunden. Da wälzten sich, zum Beispiel, in einigen Gegenden Deutschlands im Frühjahr die Bauernmädchen nackt in einem frisch ausgesäten Karottenfeld! Zwecks Erhöhung der Empfängnisbereitschaft. Leider mußte auch diese sicher hübsch anzusehende Tradition dem Fortschritt weichen: Seit es die moderne Labortechnik und Fortpflanzungsmedizin gibt, hat die Karotte auch an dieser Front ausgedient. Aber essen sollten wir sie heute noch, auch wenn wir aus dem Alter für Brei raus und nicht magenkrank sind. Denn die Karotte enthält jede Menge Vitamin E – und das kurbelt die Paarungsfreudigkeit an! Überdies erhöht Vitamin E auch die Empfängnisbereitschaft der weiblichen Eizelle und macht seinen Samenfädchen gehörig Beine! Und dies ist ein guter Garant für reichen Kindersegen! (So falsch lagen die Bauernmädchen damals im Möhrenfeld nicht!)

Kaviar

Der ideale Fitmacher für alle, die im Bett weniger kuscheln, dafür mehr sporteln mögen. Was die Fischeier nämlich vor allem anderen auszeichnet, sind reichlich Proteine (30 Prozent). Und diese Nährstoffe geben Kraft und Ausdauer. Daneben enthält Kaviar noch die Energielieferanten Eiweiß und Phosphor – gelobt sei, was hart macht!

Knoblauch

Wird von amerikanischen Eheberatern gern liebesmüden Paaren empfohlen. Schon in mittelalterlichen Kräuterbüchern wird die Knolle als Wundermittel gegen Impotenz angepriesen. Und die alten Römer stellten aus Knoblauchpreßsaft und Koriander einen Liebestrank her. – Was ist dran an diesem Zwiebelgewächs? Knoblauch ist scharf – und das macht auch scharf, er enthält ätherische Öle, die auf Durchblutung, Kreislauf und Lustzentrum anregend wirken. Ein Essen mit reichlich Knoblauch wirkt sicher erotisierend – vorausgesetzt, beide machen mit.

Muskat

Die Menschen auf den karibischen Inseln sind sinnenfroh und liebeslustig. Von Sonne, Sand und Palmen abgesehen, mag das auch mit ihrer Ernährung zu tun haben: Sie essen nämlich besonders reichlich von all dem, was Lust auf Liebe macht. Meeresfrüchte zum Beispiel, oder Bananen, die auf den meisten Inseln wachsen. Und sie würzen ihre Speisen großzügig mit all jenen Gewürzen, die die Sinne wecken, zum Beispiel Muskat. (Ein Großteil der Welt-Muskaternte stammt übrigens von der Karibikinsel Grenada.) Es gibt kaum ein karibisches Gericht, dem nicht kräftig Muskat beigegeben wird. Die harten, gelben Häute, die es bei uns gar nicht gibt, werden in Suppen und Soßen mitgekocht, die geriebene Nuß findet vom Kuchen bis zum Fleischgericht Anwendung. Und das ist wahrscheinlich das Geheimnis der anregenden und berauschenden Wirkung: die Menge. In geringen Mengen, wie wir sie zum Würzen nehmen, spüren Sie nichts, Sie müßten schon mehrere Teelöffel voll davon essen. Muskat enthält ein ätherisches Öl mit den Wirkstoffen Myristicin und Safrol. Der Beweis für den enthemmenden Effekt dieser Stoffe: Durch eine leichte chemische Veränderung wurde daraus MDMA, heute besser bekannt als »Ecstasy« oder »Liebesdroge«.

Nüsse

Walnüsse, Mandeln, Pistazien, Cashewnüsse, Erdnüsse – egal, jede Nuß ist grundsätzlich geeignet, Ihrem Liebesleben mehr Pep zu geben. Streuen Sie sie einfach, wo immer es paßt, über den Salat, in die Soße, ans Dessert. Nüsse enthalten reichlich Nährstoffe, die die Lusthormone Östrogen und Testosteron kräftig in Schwung bringen. Daneben sind Nüsse gute Eiweiß- und damit Energielieferanten.

Petersilie

Hippokrates, dem Vater der Medizin, haben wir erste wichtige Erkenntnisse über die Petersilie zu verdanken: Er pries sie an als vorzüglich harntreibendes Mittel. Heute wissen wir, daß diese Reizwirkung auf die Harnwege von einem ätherischen Öl mit dem Hauptwirkstoff Apiol angeregt wird, das die gesamte Beckenregion gehörig reizt, was wiederum höchst lustvolle Folgen hat. Griechinnen und Römerinnen nutzten eine andere, heute nicht mehr empfehlenswerte Wirkung des Küchenkrauts: Petersilie wirkt, in großen Mengen eingenommen, menstruationsfördernd. Damals wurde es von den Damen gern genommen, um eine Abtreibung einzuleiten. Das war aber nicht ungefährlich und führte immer wieder zum Tod, denn bei der Zubereitung des Suds werden Petersiliensamen zerstoßen – und die enthalten sehr viel von dem giftigen Apiol. Für den Hausgebrauch sind Samen nicht empfehlenswert – genug anregende Wirkstoffe enthalten Petersilienwurzel, Blätter und Stengel.

Pfeffer

Ob rot, schwarz oder grün – für ein paar gepfefferte Stunden im Bett sind die kleinen Körner Gold wert. In tantrischen Ritualen wie auch in der ayurvedischen Medizin ist Pfeffer der Hauptbestandteil zahlreicher Liebesmixturen. Während im Tantrismus Pfeffer dazu dient, die sexuelle Erregung möglichst lange aufrechtzuerhalten (auf daß alle Beteiligten beim Liebesakt zu ihrem Höhepunkt kommen), lehrt Ayurveda, daß Pfeffer alle Funktionen des Genitalsystems kräftigt und zudem männliche wie weibliche Sexualorgane mit wärmender Energie durchströmt. Zur Luststeigerung wird er mit anderen Gewürzen zu einer Paste verrührt und sogar direkt auf den Phallus aufgetragen. Von einem derartigen Selbstversuch wird abgeraten!

Rosmarin

Dieses mittlerweile in die Küche verbannte Kraut hat bei
den alten Griechen noch Karriere im Schlafzimmer gemacht. Die Damen rieben sich mit einer Rosmarinessenz
ihre Sexualzone ein und gerieten in kaum mehr zu bän-
digende Wollust. Auch als Extrakt verarbeitet und innerlich genossen entfaltete Rosmarin – ähnlich dem Petersiliensamen – im Unterleib eine stark gefäßerweiternde
und durchblutungsfördernde Wirkung. Und das nutzten
die Damen der Antike gern, um unerwünschte Folgen
der Leidenschaft zu beseitigen. Heute hat Rosmarin
einen festen Platz in der Pflanzenheilkunde. Längst ist
die anregende, kreislaufstärkende und durchblutungsfördernde Wirkung des Pflänzchens wissenschaftlich unter-
sucht und anerkannt. Und diese Wirkungen machen
auch vor dem Unterleib nicht halt!

Mit Wonne in die Wanne

Probieren Sie unbedingt auch einmal dieses erotische
Bad: Jeweils ein Säckchen getrockneten Rosmarin, Sal-
bei, Wacholder, Majoran, Minze und Thymian unter den
kochendheißen Wasserstrahl in der Wanne hängen. Erst
zum Schluß mit kaltem Wasser auf eine erträgliche Tem-
peratur bringen. Wenn die Wanne groß genug ist, stei-
gen Sie gleich zu zweit in das Lustbad – um so schöner
werden die Stunden danach!

Rucola

Das In-Pflänzlein der gehobenen italienischen Küche macht nun auch noch Karriere im Schlafzimmer. Die wirksame Substanz im sonst eher schlichten Blattsalat ist die Erucasäure, die das Lustzentrum im Gehirn antörnt. Wie es allerdings scheint, muß man, um dieses Ziel zu erreichen, Riesenportionen vom Grünfutter verdrücken. Und so viel wollten wir ja mit den Kaninchen doch wieder nicht gemein haben ...

Schokolade

Sie macht glücklich, das wissen wir, und das können wir beweisen: Schokolade enthält die Aminosäure Tryptophan, die der Körper zu dem Hormon Serotonin umbauen kann. Und das ist eines unserer Glückshormone. In Sachen Sex hilft Serotonin, die seelische Bereitschaft zur Liebe zu erhöhen und gleichzeitig das Glücksgefühl dabei intensiver zu erleben. Dann sitzen Sie mit der Lila Kuh auf Wolke sieben!

Sellerie

Sozusagen der einzige ureigene deutsche Freudenspender. Seine Spitznamen im deutschen Volksgut sagen schon alles: »Geilwurz«, »Aufhupfer« und »Hemdenspreizer«. Bislang schrieb man diese stimulierende Wirkung seinem hohen Anteil an Zink zu, jenem Spurenelement, das gemeinsam mit Vitamin B6 an der Steuerung des Sexualhormonhaushalts beteiligt ist und für die reibungslose Funktion der Keimdrüsen sorgt. Davon profitiert der Mann jedoch mehr als die Frau. Die Frage, warum Sellerie auch die Damenwelt ungemein antörnt, ließ die Wissenschaftler nicht ruhen. Und siehe, sie fanden einen Stoff, von dem wir bislang dachten, daß er nur in der Tierwelt eine wichtige Rolle spielt. Pheromon heißt er und findet sich im Geifer zeugungsfähiger Eber. Dieser Geruchsstoff bringt das weibliche Schwein dazu, beim Zeugungsakt stillzuhalten. Jenen Lockstoff findet man in geringer Menge auch im männlichen Schweiß und, wie gesagt, in der Sellerieknolle. Ist es am Ende das, was Frauen zu enthemmten Kurtisanen werden läßt?!

Spargel

Er enthält unter anderem Kalium, Calcium, Phosphor und ein Glykosid – alles Stoffe, die die Entwässerung des Körpers stark ankurbeln. Und da sich diese »Aktivitäten« in unmittelbarer Nähe des Libidozentrums abspielen, profitiert die Lust gleich mit. Zudem werden auch Schadstoffe und Ballast mit ausgeschwemmt, die den Stoffwechsel unnötig belasten und träge machen. Richtig gut wirkt Spargel, wenn man im Sommer eine Kur mit dem frischen Stangengemüse macht.

Trüffel

Enthält denselben Sexuallockstoff wie die Sellerieknolle – kostet nur ein paar Mark mehr. Pheromon, der Stoff, aus dem offenbar doch einige Liebesträume gewebt sind, findet sich in geringerer Konzentration auch im Urin der Frau – eine mögliche Erklärung dafür, warum Trüffel wie auch Sellerie bei beiden Geschlechtern Wirkung zeigen. Nicht bewiesen werden konnten jedoch frühere Annahmen, daß Trüffel die Zahl der Spermien erhöht.

Vanille

Siehe auch Trüffel und Sellerie! Was scharf macht, ist nämlich hier wieder der Geruch. Er ähnelt verblüffend jenem des Sexuallockstoffs Pheromon und löst damit sexuelles Suchtverhalten aus. In der Praxis sieht das dann so aus: Er geht ihr »an die Wäsche«, weil er einfach nicht mehr anders kann. Umgekehrt funktioniert das genauso. Was wohl passiert, wenn beide reichlich Vanilleschoten verkostet haben …?

Weintrauben

Sie sind ein ganz legales Dopingmittel. Weintrauben enthalten nämlich reichlich natürlichen Traubenzucker – ein Stoff, der Sie in Sekunden von Null auf Hundert bringt. Ein guter Imbiß für zwischendurch, wenn es in langen Nächten ums Durchhalten geht! Das läßt uns alte

Gemälde gleich viel besser verstehen, auf denen man lü-
sterne Kaiser auf einer Ottomane hingelümmelt sieht, im
Arm ein halbnacktes Weib und in der Hand – richtig –
Weintrauben. Achten Sie im Museum mal drauf!

Zimt

Gehört nicht nur zur Weihnachtszeit auf den Speiseplan.
(Es sei denn, Sie wollen »es« sowieso nur an Weihnachten
tun!) Aus dem Bast des Zimtbaumes, aus dem auch das
Gewürz gewonnen wird, stammt ein ätherisches Öl, das
ausgesprochen potenzsteigernd wirken soll. In orientalischen Ländern wird aus diesem Grund recht verschwenderisch mit dem Öl umgegangen, innerlich wir äußerlich.
Denn das Einreiben seines besten Stücks mit dem Öl soll
zu ungeahnter Größe und Härte verhelfen. Doch Zimt
hat noch eine andere Qualität: die verführerischen Duftstoffe, die Sie Ihrem Ziel ein Stück näher bringen. Weshalb eine Zimtstange im Dessert bei einem zünftigen Liebesmenü nicht fehlen sollte.

Zwiebel

Die Römer nannten das Ding kurzerhand »geil« und freu-
ten sich über ihre aufgerichteten Liebeskräfte. Geruch
hin oder her, die Knolle enthält einen hochexplosiven
Cocktail aus hormonweckenden Vitaminen, stoffwechsel-
ankurbelnden Mineralien und scharfmachendem Senföl.
Deshalb servierten auch schon die alten Griechen bei

Festgelagen riesige Platten mit Zwiebeln – wegen der späteren Fortsetzung des Festakts im Schlafzimmer. Und die Ägypter erprobten, angeblich mit Erfolg, die äußerliche Anwendung, nämlich die Einreibung seines besten Freundes mit Zwiebelsaft. Diesem Saft schrieben sie nicht nur aufrichtende, sondern auch empfängnisverhütende Wirkung zu. Die Methode setzte sich damals jedoch nicht durch, weshalb sie zur Nachahmung nur unter größten Vorbehalten empfohlen werden kann. Als spontane Überraschung für die Partnerin, und sei sie auch noch so experimentierfreudig, ist die Zwiebelölung auf keinen Fall anzuraten.

Das Candlelight-Diner – die todsichere Verführung

Natürlich können Sie das Objekt Ihrer Begierde auch zu einem Hamburger oder einer Pizza im Imbiß an der Ecke einladen. Liebe geht schließlich durch den Magen (um noch einmal den Volksmund zu strapazieren), und zu essen gibt es dort auch etwas.

Doch – sorry, wieder der Volksmund! – das Auge ißt ja auch noch mit. Und Sinnesfreuden und Begierde zu wecken, während man mit fettigen Händen die Pommes aus dem Pergament angelt und kauend den Autos auf der Kreuzung nachschaut, das dürfte selbst abgebrühten Lovern ziemlich schwerfallen. Nutzen Sie lieber die Möglichkeiten der Verführung via Sehkraft – die Natur hat es dankenswerterweise so eingerichtet, daß die Botschaft dort ankommt, wohin sie soll: Im Lustzentrum. Das Auge nimmt sinnen- und farbenfrohe Botschaften wahr und gibt sie ans Gehirn weiter. Das setzt sie Zug um Zug in die Tat um: Nerven werden stimuliert, Hormonstöße angeregt, Sexualorgane und erogene Zonen in Alarmbereitschaft versetzt. Wenn Sie es richtig anfangen, machen Sie bei Ihren Plänen die Natur zu Ihrem Verbündeten. Das funktioniert übrigens auch mit der Nase, weshalb es durchaus hilfreich sein kann, zusätzlich zum anregenden Geruch der Speisen die Luft mit etwas Betörendem wie dem Duft süßer Orchideen oder Rosen oder dem erotischen Moschus anzureichern. Schließlich spielen auch noch die Ohren mit: Vergessen Sie also auf keinen Fall die einschmeichelnde Schmusemusik!

Nachfolgend einige todsichere Tips für ein perfekt inszeniertes Liebesszenario auf dem Eßzimmertisch. Bevor Sie jedoch Silber aus dem Schrank kramen, überlegen Sie genau, für welche Dekoration Sie sich entscheiden. Handelt es sich bei dem Essensgast um eine Neuerwerbung, die erst noch erobert werden will, seien Sie lieber etwas zurückhaltend mit allzu offensichtlichen Liebessymbolen (Rosen, Herzchen etc.), sonst sieht sich der Kandidat zu leicht in die Enge getrieben. Handelt es sich bei dem zu bekochenden Menschen jedoch um einen, mit dem Sie ohnehin schon *Tisch* und Bett teilen, so sind Ihrer Originalität und Kreativität absolut keine Grenzen gesetzt. Hier geht es ja eher darum, einer vertrauensvollen Partnerschaft etwas frischen Wind zu verpassen. Und da sind auch deutliche Signale durchaus erlaubt.

Ein Tip für das zarte Geschlecht

Die meisten Männer lieben schlanke Frauen, und deshalb ist es gut und richtig, beizeiten auf die Figur zu achten und Kalorien zu zählen. Ein romantisches Essen zu zweit ist dafür jedoch kaum der geeignete Moment. Sinneslust und Appetit auf mehr gehen jedem Mann unweigerlich verloren, wenn die Angebetete lustlos am Salat knabbert, am lauwarmen Mineralwasser nippt, statt dem eisgekühlten Champagner zuzusprechen, und als einzigen Kommentar zu der gelungenen Mousse sagt: »Uii, die ist aber fett!« Seine Lust ist dahin, egal, ob er selbst mit Liebe gekocht oder ein teures Menü im Lokal ausgewählt hat. Um die eigene Lust dürfte es anschließend auch schlecht bestellt sein – es sei denn, Sie können sich im Bett an dem Gedanken erwärmen, daß Sie die vorher verspeisten Kalorien wieder abarbeiten ...

Mit Farben betören

A und O der Tischdekoration ist die Auswahl der richtigen Farben. Wenn es sich mit Ihrer Tischwäsche und dem Geschirr vereinbaren läßt, sind Rosé- und Rottöne für diesen Anlaß richtig, denn sie symbolisieren Wärme, Zärtlichkeit, Romantik und erotisches Verlangen. Zuviel Blau auf dem Tisch wirkt kalt, Gelb eher geschäftsmäßig, Grün ist sehr hausbacken, Weiß zu eindeutig (es sei denn, Sie wollen an diesem Abend ein Eheversprechen abgeben!), und Schwarz könnte völlig mißverstanden werden (»Ist was mit Oma?«).

Idee 1: Tischwäsche und Geschirr in Weiß halten. Breite

rosa Schleifen längs und quer über den Tisch legen. Mit Servietten, Sets und anderen Dekorationselementen in verschiedenen Pinktönen kombinieren. Dazwischen viele dunkelrote Kerzen und einzelne rote Rosen in kleinen Vasen verteilen.

Idee 2 (nur für Damen machbar!): Eine weiße Papiertischdecke und einige verschiedenfarbige, rosa und rote Lippenstifte besorgen. Abwechselnd die Lippen damit anmalen und viele Kußmündchen auf die Tischdecke setzen. Dazu jede Menge rosa Teelichter, rosa Servietten und um jeden Teller einen Rand aus Rosenblättern.

Mit Kerzen verzaubern

Verzichten Sie an einem romantischen Abend lieber auf Kunstlicht. Kerzen geben wärmeres Licht und machen die Atmosphäre intimer. Stellen Sie aber so viele auf, daß man noch gut erkennt, was auf dem Teller liegt.

Idee 1: Jede Menge (20–30 Stück) kleine Teelichter locker über den ganzen Tisch verteilen. Die gibt es übrigens auch in Herzform!

Idee 2: Sind noch Kerzen und Halter vom Weihnachtsbaum da? Dann flechten Sie (mit Blumendraht) eine Girlande aus frischen Blumen und grünen Laubzweigen und klemmen die Halter hinein.

Idee 3: Haben Sie eine große Glasschale oder viele flache Glasschüsseln? Färben Sie Wasser mit bunter Lebensmittelfarbe und setzen viele bunte Schwimmkerzen hinein!

Mit Blumen schmeicheln

Tabu sind alle getrockneten Blumen, Zweige und Gestecke, denn sie vermitteln eine Atmosphäre von Herbst, von Abschied und Melancholie. Ungeeignet für diesen Zweck! Nur frische Blumen können Liebesbotschaften übermitteln. Während rote Rosen sagen: Ich liebe dich, überbringen Orchideen mit ihrer erotischen Form und dem betörenden Duft eher die Botschaft: Ich begehre dich. (Die preiswerteren Lilien erfüllen den gleichen Zweck!) Passend ist auch ein bunter Frühlingsstrauß als Blickfang – er symbolisiert Freude, Neuanfang und Hoffnung.

Idee 1: Schneiden Sie aus Karton eine Schablone in Herzform. In die Mitte des Tisches legen und drumherum großzügig frische Rosenblätter streuen. Schablone herausnehmen: Jetzt liegt ein Herz aus Rosenblättern auf dem Tisch.

Idee 2: Wenn es Befestigungsmöglichkeiten an Wand, Bildern, Lampen oder ähnlichem gibt: Quer über den Tisch eine üppige Girlande aus frischen Lilien hängen.

Idee 3: Den Tisch großzügig mit Farnblättern oder langen Efeuranken auslegen. Dazwischen als Farbtupfer Blumen aus Feld, Wald und Wiese streuen (je nach Jahreszeit: Gänseblümchen, Butterblumen, Löwenzahn u. a.).

Mit Bildern sprechen

Dazu eignen sich vorzüglich selbstgebastelte Sets. Mit Hilfe der modernen Kopiertechnik lassen sich Bilder und

Symbole beliebig – auch in Farbe – vervielfältigen. Einfach auf einen festen Karton kleben (Sprühkleber!) und mit selbstklebender Klarsichtfolie überziehen. Ideal wäre dazu Glasgeschirr – damit die Botschaft auch bestimmt ankommt! Ein weiterer Vorteil dieser Sets: Sie bieten in ersten, peinlichen Momenten zwanglosen Gesprächsstoff.

Idee 1: Für Horoskopgläubige: Wenn die Sterne Ihnen beiden gewogen sind, kleben Sie auf jedes Set das Tierkreiszeichen des Gastes und dazu einen Text, welche Tierkreiszeichen besonders gut zu ihm passen (das sollte dann das eigene sein!). Auf dem eigenen Set umgekehrt verfahren.

Idee 2: Sie wollen auf einem weißen Schimmel in ein Märchenschloß entführt oder von einem Prinzen wachgeküßt werden? Sagen Sie's mit entsprechenden Illustrationen aus den Büchern der Gebrüder Grimm (Dornröschen, Froschkönig, Aschenputtel u. a.).

Idee 3: Fotoromane oder Comics auf das Set kleben, am besten Liebesszenen nach Ihrem Geschmack.

Mit Symbolen werben

Sofern Ihr Tisch groß genug ist, können Sie noch jede Menge lustiger und zweideutiger Dinge darauf verteilen, die a) hübsch und b) aussagekräftig sind.

Idee 1: Blätter oder kleine Muscheln, mit Liebesperlen gefüllt.

Idee 2: Frische Salatblätter, mit erotischen Gewürzen gefüllt (verbreiten auch einen sinnlichen Geruch!), zum Beispiel Muskatnüsse, Kardamon, Vanillestangen, Pfefferkörner, Kaffeebohnen.

Idee 3: Verliebte Fotos aus gemeinsamen Tagen herauskramen und einzeln mit jeweils einer kleinen Teerose auf die Tischdecke stecken (mit Stecknadeln, Reißzwecken).

Ein Tip für ihn

Sie wollen ein Geschenk überreichen und wissen nicht, wie? Hier ein paar originelle Vorschläge, wie Sie die Überraschung bei einem gemeinsamen Menü gekonnt hinkriegen:

- Ringe vor dem Zuprosten diskret unten in ihr Champagnerglas fallen lassen,
- Ketten, Armbänder harmlos um die Serviette wickeln,
- für die Einladung zu einem Wochenende unter Palmen den Tisch mit Sand und Muscheln bestreuen, einige Palmblätter dazwischenlegen und das Ticket nur mit einer winzigen Ecke aus dem Sand hervorlugen lassen,
- größere Präsente im Laufe des gemeinsamen Abends von einem originell kostümierten Postillon d'Amour bringen lassen (Studentenschnelldienst, Arbeitsamt, Künstlerdienst).

Die besten Liebesmenüs

Zehn Menüvorschläge mit Vorspeise, Hauptgericht und Dessert. Wetten, daß jede(r) dabei schwach wird?! Probieren Sie sie einfach mal aus und finden Sie vorher heraus, sofern Sie es noch nicht wissen, wo die kulinarischen Vorlieben des zu Verführenden liegen, damit Sie nicht mit einem Fleischgericht aufwarten, wenn ein Vegetarier kommt ...

Alle Rezepte sind, natürlich, für zwei Personen berechnet und auch von Menschen nachzukochen, die nicht professionell mit dem Kochlöffel arbeiten. Guten Appetit!

PS.: Ein befreundetes (noch unverheiratetes) Paar hat die Rezepte ausprobiert. Anschließend hat er ihr einen Heiratsantrag gemacht ... Muß ich mehr sagen?

Menü »Casanova«

Tomatensuppe mit Gin

Zutaten: 1 kleine Zwiebel, 2 Tomaten, 350 ml Gemüsebrühe (Instant), 2 EL Crème fraîche, 2 TL zerstoßene Wacholderbeeren, etwas Petersilie zum Garnieren, etwas Margarine, 4 EL Gin

Zubereitung: Tomaten und Zwiebel klein schneiden, in Fett anschwitzen. 1/4 l Gemüsebrühe angießen, das Gemüse weichdünsten, durch ein Sieb streichen. Restliche Flüssigkeit zugeben, und die Suppe aufkochen lassen. Mit Gin, Salz und Pfeffer abschmecken und in vorgewärmte Suppentassen füllen. Je 1 EL Crème fraîche daraufgeben und mit den Wacholderbeeren bestreuen. Mit Petersilie garnieren.

Reh-Gulasch

Zutaten: 25 g geräucherter Speck, 1 EL Öl, 250 g Rehfilet, 1 Zwiebel, 2 Möhren, Salz, 3 schwarze Pfefferkörner, 2 Wacholderbeeren, 1/2 Becher saure Sahne, 1 EL Speisestärke, 1 Gewürzgurke

Zubereitung: Speck fein würfeln und in heißem Öl auslassen. Filet würfeln und zum Speck geben. Zwiebel würfeln, Möhren in Scheiben schneiden, zum Fleisch geben und kurz andünsten, mit 1/4 l Wasser aufgießen, Gewürze hinzufügen und 1 Stunde schmoren lassen. Saure Sahne mit der Speisestärke verrühren. Gulasch damit binden. Die gewürfelte Gurke kurz erhitzen. Als Beilage Reis oder Kartoffeln.

Kleiner Birnenauflauf mit Rotweinsoße

Zutaten: 1 Birne, 3 EL Zitronensaft, 1 Ei, 60 g Zucker, 65 g Mehl, 1 Msp. abgeriebene Zitronenschale, 1/2 TL Backpulver, Fett für die Auflaufform.

Für die Soße: 1/2 Zimtstange, 1 Msp. Zitronenschale, 1 Gewürznelke, 1 TL Speisestärke, 1/8 l Rotwein, 1 EL Zucker

Zubereitung: Birne schälen, halbieren und das Kerngehäuse entfernen. An der gewölbten Seite mehrmals tief einschneiden. Birne mit dem Zitronensaft beträufeln. Ei, Zucker, Mehl, Zitronenschale und Backpulver glattrühren. Den Teig in die gefettete Auflaufform geben, Birnenhälften daraufsetzen. Bei 250 Grad ca. 30–40 Minuten backen.

Für die Soße 60 ml Wasser mit den Gewürzen aufkochen. Speisestärke mit 4 EL Rotwein verquirlen, in das Gewürzwasser rühren und aufkochen lassen. Restlichen Rotwein dazugießen. Gewürze herausnehmen (evtl. durch ein Sieb gießen). Mit Zucker abschmecken. Warm oder kalt zum Auflauf reichen.

Menü »Fisherman's love«

Überbackene Austern

Zutaten: 500 g grobes Meersalz, 1 Handvoll gemischte, gehackte Kräuter (ggf. TK), 40 g Butter, 12 frische Austern (gut geschlossen!), 2 EL Zitronensaft, Salz, 2 EL Semmelbrösel

Zubereitung: Den Backofen auf 250 Grad vorheizen. Meersalz auf ein Backblech streuen. Butter in einem kleinen Topf schmelzen. Austern waschen und mit einem kurzen, starken Messer öffnen (mit einem Tuch festhalten, gewölbte Seite nach unten, Messer zwischen die Schalen schieben und durch eine kräftige Drehung die Austern öffnen). Das Fleisch ablösen, in die gewölbten Schalen legen und auf das Blech setzen. Mit Zitronensaft beträufeln, Kräuter, Salz und Semmelbrösel darüberstreuen. Mit Butter begießen und auf mittlerer Ebene 3–4 Minuten backen.

Fischsuppe

Zutaten: 750 g Fischabschnitte (beim Fischhändler bestellen), 2 mittelgroße Zwiebeln, 1 Knoblauchzehe, 2 rote Paprikaschoten, 250 g Tomaten, 1 Kapsel Safranpulver, 8 Pfefferkörner, 2 EL Tomatenmark, 6 EL trockener Weißwein, 3 Lauchzwiebeln, 100 g Tiefseekrabbenfleisch, 250 g Rotbarschfilet

Zubereitung: Fischabschnitte unter fließendem kaltem Wasser waschen. Zwiebeln und Knoblauch schälen, Zwiebeln vierteln. Paprika und Tomaten waschen und ebenfalls vierteln. Alles zusammen mit dem Fisch in gut 1 l Wasser mit Salz und Gewürzen kochen (20 Minuten).

Rotbarschfilet in mundgerechte Stücke schneiden. Suppe durch ein Sieb streichen. Tomatenmark zufügen und mit Salz und Wein abschmecken. Lauchzwiebeln in Ringe schneiden und zusammen mit dem Krabbenfleisch und dem Rotbarschfilet in der Suppe ziehen lassen (nicht aufkochen!). Nach ca. 10 Minuten servieren. Dazu Baguette reichen.

Aprikosen-Sorbet

Zutaten: 4 große Kugeln Aprikoseneis, 2 Likörgläser Apricot-Brandy, 2 Gläser Sekt

Zubereitung: Eis in 2 Gläser füllen, mit Brandy und Sekt übergießen, durchrühren und eisgekühlt servieren. Evtl. mit Aprikosen garnieren.

Tip: Schmeckt auch sehr gut mit Zitroneneis!

Menü »Honeymoon«

Fenchel mit frischen Feigen

Zutaten: Saft von 1 Blutorange, 1 TL getrocknete Pfefferminze, etwas Salz, gemahlener Kardamom, 1 EL Zitronensaft, 3 EL Öl, 75 g frische Feigen (oder Datteln), 1 Fenchelknolle, 1 EL Pinienkerne

Zubereitung: 2 EL Orangensaft erhitzen und darin die Pfefferminze ca. 10 Minuten ziehen lassen (nicht kochen). Restlichen Orangensaft mit ca. 1 Msp. Salz, 1 großzügigen Prise Kardamom, dem Zitronensaft und Öl verrühren. Die Feigen waschen, trockentupfen und vierteln (bei Datteln die Steine entfernen). Fenchel waschen, Fenchelgrün und Stiele abschneiden, dünn schälen und ebenfalls

vierteln. Das Grün kleinhacken, aufheben. Die Fenchel-
viertel dünn hobeln. Fenchel auf einem Teller anrichten.
Feigen darauflegen und mit Pinienkernen bestreuen.
Den warmen Orangensaft durch ein Sieb zur restlichen
Sauce gießen, umrühren und die Orangensauce gleich-
mäßig über den Fenchel und die Feigen gießen. Nicht
mehr durchmischen! Zuletzt etwas Fenchelgrün zur
Dekoration daraufstreuen.

Pikante Kalbsschnitzel

Zutaten: 2 Kalbsschnitzel, 1 Ei, 1 Knoblauchzehe, Salz, 1–2
EL Mehl, Öl zum Braten, Rosenpaprika, 4–6 EL süßen
Rahm, 1TL Tomatenmark, 1 kleine Zwiebel, 6 EL Gemü-
sebrühe

Zubereitung: Schnitzel waschen, trockentupfen und nach
Bedarf klopfen. Knoblauch mit wenig Salz zerdrücken
bzw. durch eine Knoblauchpresse drücken. Mit etwas
Paprikapulver und Pfeffer aus der Mühle vermischen.
Fleisch damit einreiben, erst im verquirlten Ei, dann in
Mehl wenden. Im heißen Fett ca. 10 Minuten von beiden
Seiten goldbraun braten, dabei einmal wenden. Aus der
Pfanne nehmen, warm stellen. Rahm zum Bratenansatz
geben und leicht anbräunen lassen. Paprika, Tomaten-
mark und feingehackte Zwiebel dazugeben. Mit Brühe
ablöschen und kurz aufkochen lassen. Nach dem Ab-
schmecken die Schnitzel in der Soße ziehen lassen. Nicht
mehr aufkommen, da sonst das Fleisch zäh wird! Dazu
Nudeln oder Salzkartoffeln und einen frischen, grünen
Salat servieren.

Aprikosenkompott

Zutaten: 250 g getrocknete Aprikosen, 1/8 l Wasser, 1/4 l
trockener Rotwein, 1 Zimtstange, Zitronensaft und Honig
zum Abschmecken (nach Belieben)
Zubereitung: Aprikosen halbieren, ggf. entsteinen, mit
Wasser, Wein und der Zimtstange aufkochen und zugedeckt ca. 10 Minuten ziehen lassen. Nach dem Abkühlen
die Zimtstange entfernen und das Kompott nach Belieben mit Honig und Zitronensaft abschmecken.

Menü »Waldeslust«

Schinkenrollen mit Spargelspitzen

Zutaten: 4 Scheiben Virginia-Schinken, 8 Stangen gekoch-
ter Spargel. Für die Marinade: 1 Päckchen gemischte TK-
Gartenkräuter, 1/2 TL mittelscharfer Senf, 4 EL Pflanzen-
öl, 2 EL Champagner- oder Weißweinessig, Salz, Pfeffer
aus der Mühle, 1 TL sehr fein gewiegte Zwiebel, 1 Prise
Zucker, 1 Spritzer Zitronensaft, Petersilie zum Garnieren
Zubereitung: Spargel wie üblich kochen (nicht zu weich!),
auskühlen lassen. Für die Soße Öl und Essig vermischen,
mit Salz, Pfeffer, Senf, Zucker, Zitronensaft abschmecken,
Kräuter und Zwiebel vorsichtig unterrühren. Marinade
über die Spargelstangen gießen, zugedeckt zwei Stunden
ziehen lassen. In jede Schinkenscheibe zwei Stangen
Spargel geben, so daß die Spitzen herausschauen. Auf
Tellern anrichten, mit der restlichen Marinade begießen,
mit Petersilie garnieren.

Schweinefleisch mit
Zucchini-Pfifferling-Gemüse

Zutaten: 250 g Zucchini, 125 g frische Pfifferlinge (wahlweise Champignons), 1 TL Zitronensaft, etwas Öl, 250 g
Schweinefleisch, 2 EL gehackte Kräuter (TK), Salz, Pfeffer aus der Mühle
Zubereitung: Zucchini und Pilze putzen, waschen und in
Scheiben schneiden. Pilze mit Zitronensaft beträufeln. Öl
in einer Pfanne erhitzen, das Filet in Scheiben schneiden
und rundherum in ca. 15–20 Minuten anbraten. Öl in einem Topf erhitzen und das Gemüse ca. 10 Minuten bei
milder Hitze dünsten. Dabei gelegentlich umrühren.
Fleisch und Gemüse am Schluß mit Salz und Pfeffer würzen, Kräuter unter das Gemüse mischen. Fleisch auf einer
großen Platte anrichten, drumherum das Gemüse garnieren. Dazu schmeckt Reis.

Schwarzwälder Kirschdessert

Zutaten: 1 kleines Glas Süßkirschen (ca. 150 g), 2 EL
Kirschlikör, 30 g Pumpernickel, 3 Löffelbiskuits, 1 EL gehackte Haselnüsse, 1 Eigelb, 1 Päckchen Vanillinzucker,
75 g Mascarpone, 50 g Doppelrahmfrischkäse
Zubereitung: Kirschen abtropfen lassen (Saft auffangen).
Einige Kirschen zum Verzieren aufheben. Die restlichen
Kirschen in einem Topf mit 1 EL Kirschlikör beträufeln
und 5 Minuten zugedeckt köcheln. Abkühlen lassen.
Pumpernickel und Löffelbiskuits zerbröseln, Haselnüsse
unterrühren. 3 EL Kirschsaft und den restlichen Kirschlikör daruntermischen, 10 Minuten ziehen lassen. Eigelb
und Vanillinzucker schaumig rühren. Mascarpone und
Frischkäse in der Zuckermasse glattrühren. Brösel, Kir-

schen und Käsecreme abwechselnd in 2 Gläser schichten, mit Creme auffüllen. Mit Kirschen verzieren und 1 Stunde vor dem Servieren kalt stellen.

Menü »Caribbean Dream«

Shrimpscocktail mit Avocado

Zutaten: 1 reife Avocado, 4 EL fertige Cocktailsoße, 175 g gegarte und geschälte Shrimps, 1 Bund frische Petersilie, ca. 50 g Pinienkerne, Saft einer halben Zitrone, 1 TL Kernöl, Pfeffer aus der Mühle

Zubereitung: Die Hälfte der Petersilie fein hacken, die andere Hälfte grob, Kerne fein mahlen. Fein gehackte Petersilie mit Pinienkernen und einigen Tropfen Zitrone und 1 TL Kernöl gut verrühren. Avocado schälen, halbieren, entkernen. Von der runden Seite etwas abschneiden, so daß beide Hälften stehen. Sofort mit Zitronensaft beträufeln. Shrimps mit der Cocktailsoße vermischen und in den Avocadohälften anrichten. In die Mitte einen Streifen der Petersilie-Pinien-Masse geben. Mit wenig Pfeffer aus der Mühle würzen, grob gehackte Petersilie zum Dekorieren darüberstreuen.

Gebackener Camembert mit Sellerie-Salat

Zutaten: 1/2 frische Ananas oder 1 kleine Dose Ananasstücke (ca. 200 g), 150 g saure Sahne, Salz, Pfeffer, 1 Zwiebel, 6 Walnußkerne, 1 frische Sellerieknolle oder 1 Glas geraspelter Sellerie, 2 kleine Backcamenbert, 1 TL fein gehackte, frische Gartenkräuter, Öl zum Ausbacken, 4 Salatblätter

Zubereitung: Ananas putzen, würfeln. Sellerie putzen, in Streifen schneiden. Ananas und Sellerie in jeweils 1/2 l Wasser getrennt ca. 10 Minuten kochen. Kochwasser auffangen, abkühlen lassen. Saure Sahne und zwei EL Ananassaft verrühren. Mit Salz und Pfeffer würzen. Zwiebel fein würfeln. Walnüsse grob hacken. Ananas, Sellerie, Zwiebeln, Walnüsse und Sauce mischen, mit Salz und Pfeffer abschmecken. In zwei kleinen Schalen anrichten, mit den gehackten Kräutern bestreuen. Camembert nach Packungsanweisung zubereiten. Den Käse auf den gewaschenen Salatblättern anrichten. Dazu den Salat reichen.

Tropische Fruchtcreme

Zutaten: 2 Tassen Apfelsaft, 2 Bananen, 1/2 Papaya, 1 entkernter Apfel, 2 Pfirsiche, Schokostreusel, einige Erdbeeren, einige frische Minzeblätter

Zubereitung: Früchte putzen, waschen, in große Stücke schneiden, in den Mixer geben, pürieren. In Schälchen füllen. Erdbeeren waschen, halbieren, Minze waschen, abtupfen. Fruchtmus mit Schokostreusel, einigen Erdbeeren und Minzeblättchen verzieren, kalt stellen. Vor dem Servieren 10 Minuten ins TK-Fach stellen.

Menü »Evas Lust«

Pikante Tomatensülze

Zutaten: 500 g Tomaten, 1 Päckchen weiße Gelatine, 1 EL Tomatenmark, 1 EL Zitronensaft, Salz, Zucker, Tabasco, Pfeffer aus der Mühle, 1 EL fein gehackte Petersilie (evtl.

TK), 1 EL fein gehacktes Basilikum, 1/2 Becher Crème fraîche.

Zubereitung: Tomaten heiß überbrühen, häuten, abtropfen lassen. Pürieren. Gelatine mit 4 EL kaltem Wasser anrühren, 10 Minuten quellen lassen. Tomatenpüree in einen Meßbecher geben, mit Wasser auf 450 ml auffüllen. Tomatenmark, Kräuter und Crème fraîche zugeben. Mit Gewürzen und Zitrone abschmecken. Gelatine erhitzen, auflösen. Unter die Tomatencreme heben.

Napfkuchenform mit kaltem Wasser ausspülen, Creme hineingeben. Mindestens 1/2 Tag in den Kühlschrank stellen. Vor dem Stürzen kurz in heißes Wasser tauchen und den Rand mit dem Messer lösen. Die restliche Tomatensülze hält sich 1 bis 2 Tage im Kühlschrank.

Kräuter-Rumpsteak

Zutaten: 50 g fertige Kräuterbutter, 2 Rumpsteaks, Pfeffer, 2 Tomaten, Salz, 2 EL gemischte Kräuter (TK), 2 Scheiben Emmentaler, 6 Scheiben Baguette

Zubereitung: Die Hälfte der Kräuterbutter in einer Pfanne zerlassen und die Steaks darin von beiden Seiten anbraten. Mit Pfeffer und Salz würzen. Steaks in eine gefettete Auflaufform legen. Tomaten waschen und in Scheiben schneiden. Auf die Steaks legen, mit Salz, Pfeffer und den Kräutern würzen. Den Käse in Streifen schneiden und auf die Tomaten legen. Steaks im vorgeheizten Ofen (225 Grad) überbacken, bis der Käse zerlaufen ist. Das Baguette in 3 cm dicke Scheiben schneiden. Restliche Kräuterbutter in einer Pfanne zerlassen. Baguettescheiben von beiden Seiten in der Butter abrösten. Zu den Steaks servieren.

Trauben-Zabaione

Zutaten: 250 g Trauben, 1 Ei, 2 EL Zucker, 1/2 TL Speisestärke, ca. 60 ml Weißwein, Zucker, Minzeblättchen zum Garnieren

Zubereitung: Trauben waschen, abtropfen lassen. Einige zum Garnieren aufheben. Rest von den Stielen zupfen, halbieren. Traubenhälften auf zwei Schälchen verteilen. Ei, Zucker und Speisestärke mit dem Mixer verrühren, bis die Masse cremig wird. Nach und nach Wein zugeben. Im heißen Wasserbad so lange schlagen, bis die Masse schaumig ist und anfängt, hochzusteigen. Zabaione in die Schälchen füllen. Restliche Trauben mit Wasser anfeuchten, in Zucker wenden und zusammen mit den Minzblättchen auf der Zabaione garnieren.

Menü »Lustmolch«

Ingwermilch

Zutaten: 4 EL kandierter Ingwer, 4 TL Honig, 4 zerkleinerte Eiswürfel, 1/2 l Milch, gemahlener Ingwer

Zubereitung: Kandierten Ingwer sehr fein schneiden, mit Honig und 4 EL Milch mischen, so lange mixen, bis der Ingwer sehr fein püriert ist. Eiswürfel und sehr kalte Milch langsam zugeben. Kurz durchschlagen und in gekühltem Glas anrichten. Mit wenig Ingwerpulver bestreuen.

Hähnchentoast

Zutaten: 1 Banane, Saft einer Zitrone, 2 EL Kokosraspeln, Öl zum Braten, 2 Hähnchenbrustfilets, 2 Scheiben Kastenweißbrot, 2 Salatblätter, Salz, Pfeffer aus der Mühle, scharfer Curry, 2 EL Mandelblättchen, etwas Butter, Minze zum Garnieren

Zubereitung: Banane schälen und in Scheiben schneiden. In Zitronensaft und danach in Kokosraspeln wenden. Hähnchenbrüste vom Knochen lösen, waschen, trockentupfen, salzen, pfeffern, in Öl braten. Flamme niedrig stellen, Fleisch mit Curry würzen, noch einmal von jeder Seite kurz anbraten. Zwischenzeitlich Mandelblättchen in etwas Butter anbraten. Brotscheiben toasten und buttern. Mit je einem Salatblatt belegen und darauf die Hähnchenbrust anrichten, mit Mandelblättchen bestreuen, Minze darauf garnieren. Bananenscheiben drumherum dekorieren. Nach Belieben Currysoße dazu reichen.

Pikanter Käseteller

Zutaten: 1/2 Fenchelknolle, 1 Orange, 125 g milder Hartkäse nach Wahl, 25 g Walnußkerne

Zubereitung: Fenchel putzen, Fenchelgrün fein schneiden. Fenchel waschen, sehr fein hobeln. Die Orangen sehr dick schälen, so daß die weiße Haut entfernt ist. Orangenfilets herauslösen. Den Käse entrinden und fein hobeln. Die Käsescheiben zu einem lockeren Berg aufhäufen. Orangenfilets, Fenchelscheiben und Walnüsse abwechselnd dicht in einem Kreis um den Käse anrichten. In der Mitte mit Fenchelgrün garnieren. Dazu schmeckt Vollkornbrot oder Nußbrot und Butter.

Menü »Aphrodites Erwachen«

Rohkost mit warmem Gemüsedip

Zutaten: Für Paprikadip: 2 grüne Paprikaschoten, 50 g grüne, entsteinte Oliven, 1 Knoblauchzehe, Salz, Pfeffer, 50 g trockener Schafskäse, 1 EL Olivenöl. Für Möhrenpüree: 350 g gekochte Möhren, 50 g Butter, Salz, Zucker, eine Prise Anis gemahlen, 1 kleines Glas Sherry, 2 EL Sahne. Zum Dippen: Cracker, Grissini, 1 Zucchini, 1 Staudensellerie

Zubereitung: Paprikadip: Paprika im Ofen (ca. 200 Grad) 15 Minuten erhitzen, bis sich die Schale löst. Schale abziehen, Schoten entkernen, würfeln. Mit Knoblauch, Oliven, Käse im Mixer pürieren. Mit den Gewürzen abschmecken. Vor dem Servieren kurz in heißem Olivenöl erwärmen.

Möhrenpüree: Gekochte Möhren pürieren. Butter erhitzen, Püree hineingeben, bei milder Hitze trocknen lassen. Mit Gewürzen abschmecken, Sahne und Sherry zugeben. Vor dem Servieren noch mal kurz erwärmen. Das Gemüse waschen, putzen, in Streifen schneiden, mit Crackern und Grissini zum Dippen reichen. Alternativ: Die Dips schmecken auch gut zu kaltem Geflügel oder Kalbfleisch.

Entenbrust und überbackener Fenchel

Zutaten: 375 g Fenchel, Salz, Fett für die Form, weißer Pfeffer, geriebene Muskatnuß, 1 Becher Schlagsahne, 1 Entenbrust, 1 EL Öl, 1 kleine Zwiebel, 100 ml Wildfond, Soßenbinder für dunkle Soßen, 1 Prise gemahlener Piment, Tomatenachtel und Petersilie zum Garnieren

Zubereitung: Fenchel putzen, waschen, längs vierteln. Strunk herausschneiden. Fenchelviertel in kochendem Salzwasser 5 Minuten vorgaren. Abtropfen lassen und in eine gefettete Auflaufform geben. Mit Salz, Pfeffer und Muskatnuß würzen. 1/2 Becher Sahne darübergießen. Im vorgeheizten Ofen (200 Grad) ca. 30 Minuten backen. Entenbrust waschen, trockentupfen, mit Salz und Pfeffer einreiben. In Öl rundherum anbraten. Bei mittlerer Hitze 15 Minuten weiterbraten. Zwiebel schälen, fein hacken. Zwiebelwürfel in heißem Fett glasig dünsten, Wildfond und restliche Sahne zugeben. Auf die Hälfte einkochen lassen. Saucenbinder einstreuen, mit Salz, Pfeffer und Piment abschmecken. Entenbrust herausnehmen, etwas ruhen lassen. In Scheiben schneiden und auf zwei Tellern anrichten (mit Tomatenspalten und Petersilie garnieren). Fenchel mit der Sauce dazu reichen.

Joghurt-Früchtebecher

Zutaten: 2 Becher Joghurt, 4 EL süßer Rahm, 1 EL Zucker, 100 g Erdbeeren, 1 Pfirsich

Zubereitung: Erdbeeren waschen, entstielen, vierteln, mit Zucker bestreuen, durchziehen lassen. Pfirsich waschen, entsteinen, in feine Scheiben schneiden. Joghurt mit Rahm und etwas Zucker schaumig schlagen. Früchte bis auf einige zum Garnieren vorsichtig unterheben. In Gläser füllen und kalt servieren.

Menü »Paradies auf Erden«

Salat mit Gurken und Krabben

Zutaten: 1/2 Salatgurke, 1/2 Bund Radieschen, 100 g Tiefseekrabbenfleisch, 75 g Crème fraîche, Saft einer halben Zitrone, Salz, Pfeffer aus der Mühle, etwas Dill

Zubereitung: Gurke waschen und grob raspeln. Radieschen putzen, waschen und in Scheiben schneiden. Salatzutaten und Krabben mischen, auf einem Teller anrichten. Zitronensaft nach und nach in die Crème fraîche einrühren, mit Salz und Pfeffer abschmecken. Dill waschen, hacken und mit der Soße verrühren (etwas Dill zum Garnieren aufheben). Über den Salat geben.

Kabeljaufilet in Nußkruste

Zutaten: 2 Kabeljaufilets, 1 EL Zitronensaft, Salz, weißer Pfeffer, 100 g gemahlene Hasel- oder Walnüsse, 1 Knoblauchzehe, 1 Msp. Cayennepfeffer, 1/2 TL getrockneter Thymian, 1 Ei

Zubereitung: Kabeljaufilets mit Zitronensaft beträufeln, mit Salz und Pfeffer würzen, Nüsse auf einen Teller geben, Knoblauch dazupressen. Die Mischung mit den Gewürzen kräftig würzen. Ei in einem Teller verquirlen. Fisch erst durch das Ei ziehen, dann in der Nußmasse wenden. Panade mit einem Löffel festdrücken. Öl in einer Pfanne erhitzen, und die Filets ca. 6–8 Minuten braten. Dabei einmal wenden. Dazu gemischten Blattsalat servieren, nach Belieben Fischfilets mit Zitronenspalten anrichten.

Gemischte Fruchtmilch

Zutaten: 2 EL gehackte Haselnüsse, 2 Äpfel, 1 EL Zitronensaft, Saft von 2 Orangen, 1/2 l Milch oder 2 Becher Joghurt, 4–6 Eiswürfel

Zubereitung: Apfel dünn schälen, achteln, pürieren und mit den Nüssen gut vermengen. Saft zugeben. Dann gekühlte Milch (Joghurt) zugeben und mit den zerkleinerten Eiswürfeln gut vermischen. Im gekühlten Glas anrichten.

Menü »Männertreu«

Ogenmelone in Portwein

Zutaten: Ogenmelone, 250 g blaue Trauben, 1 EL Zucker, 1/4 l weißer Portwein, 1/2 Stange Zimt, 2 Nelken

Zubereitung: Melone teilen, Kerne herausschaben. Mit Kartoffelausstecher kleine Kugeln aus dem Fruchtfleisch ausstechen. Weintrauben halbieren, entkernen. Trauben und Melonen mischen und in große Gläser geben, mit Zucker bestreuen. 1/2 Stunde ziehen lassen. Portwein mit Zimt und Nelken erhitzen (nicht kochen!), heiß über die Früchte gießen. Gläser mit Folie verschließen, auskühlen lassen. Einen Tag oder eine Nacht in den Kühlschrank stellen.

Putengeschnetzeltes indisch

Zutaten: 300 g Putenbrust, 1 TL Ingwerpulver, 4 EL Sojasauce, Salz, schwarzer Pfeffer aus der Mühle, Chilipulver, 1 Knoblauchzehe, 150 g Champignons, 2 EL Öl, 150 g Bohnenkeime, 1 Bund Schnittlauch

Zubereitung: Das gewaschene Putenfleisch gleichmäßig schnetzeln. 2 EL Sojasauce, Salz, Pfeffer, Chilipulver, Ingwerpulver und den zerdrückten Knoblauch verrühren. Fleisch darin wenden und 1 Stunde im Kühlschrank ziehen lassen. Champignons putzen und fein schneiden. Das Putenfleisch ganz kurz anbraten. Dann Champignons und Bohnenkeime in ein Sieb geben und kalt abbrausen. Abtropfen lassen und in die Pfanne geben. Unter ständigem Wenden anbraten. Alles mit Sojasauce und Salz abschmecken. Den Schnittlauch in Röllchen schneiden und darüberstreuen.

Rotweingelee

Zutaten: 3 Blatt weiße Gelatine, 1/4 l herben, schweren Rotwein, 1 Prise Nelkenpulver, 1 Msp. Zimt, 70 g Zucker, 2 EL Orangensaft, 1 EL Zitronensaft, Schlagsahne

Zubereitung: Gelatine nach Packungsanweisung quellen lassen. Rotwein mit allen Gewürzen und Zucker erhitzen (nicht kochen!). Orangen- und Zitronensaft einrühren. Ausgedrückte Gelatine zufügen und so lange rühren, bis sie vollständig aufgelöst ist. Heiß in Gläser füllen, abkühlen lassen und im Kühlschrank ca. 4 Stunden kühlen.

Sexual Trimming

Der Weg zum Orgasmus ist zwar nicht ganz so hart wie der zu olympischem Gold, doch die Voraussetzungen sind ähnlich. Was Sie brauchen, um zum Höhepunkt zu kommen, sind Kondition und Ausdauer, Beweglichkeit sowie ein stabiler Kreislauf und eine gute Durchblutung. Jeder weiß, daß Krankheiten den Körper schwächen und in der Folge auch das Liebesleben beeinträchtigen. Im schlimmsten Fall geht vorübergehend nichts mehr. Ähnliches läuft bei Sportmuffeln (männlichen und weiblichen Geschlechts) ab: Ein instabiler Kreislauf schwächt auch das Liebeszentrum. Wenn der Mann beim Beischlaf anfängt zu keuchen, wird sein Penis sofort begreifen, daß dieser Mensch erst mal Ruhe braucht – und entsprechend schlaff reagieren. Körperpartien, die nicht mehr gut durchblutet werden, bereiten Schmerzen oder versagen den Dienst. Letzteres passiert im Bereich der Sexualorgane. Hüten Sie sich also vor Durchblutungsstörungen und Arteriosklerose durch Bewegungsmangel (oder auch Ernährungssünden!). Ebenso kann ein überlasteter, voller Darm buchstäblich schwer auf Ihrem Lustzentrum lasten. Schließlich trifft für alle Menschen zu, daß zwanzig Pfund zuviel um die Hüften im Bett nicht attraktiver und schon gar nicht beweglicher machen. Und ob ein Penis, den man erst unter einem gigantischen Bierbauch suchen muß, wirklich noch als »Freudenspender« bezeichnet werden kann, ist mehr als fraglich.

Genug gute Gründe, umgehend etwas für die Fitneß zu tun. Packen wir's an!

Noch ein Tip vorab: Weder den Frauen noch den Männern kann es schaden, die Übungen für das jeweils andere Geschlecht zu machen!

Die zehn besten Übungen für Männer

Für sexuelle Fitneß und einen allzeit einsatzbereiten Penis sind Ausdauer, Kondition und Kraft erforderlich. Ideal wäre es, wenn Sie drei- bis viermal in der Woche eine halbe Stunde intensiv trainieren. Wenn Sie noch motiviert werden müssen, halten Sie sich diese von Sexualmedizinern ermittelte Tatsache vor Augen: Männer mit Erektionsschwäche sind meist sportliche Schlaffis mit recht unterentwickeltem Körperbewußtsein.

Die folgenden zehn Übungen sind für ein Fitneßprogramm zu Hause gedacht und können prima jeden Morgen am offenen Fenster absolviert werden! Legen Sie eine Kassette mit flotter Musik in den Recorder, ziehen Sie lockere, nicht einengende Baumwollkleidung und Turnschuhe an – und dann geht's los!

1. Aufwärmen: Zuerst wird der Kreislauf in Schwung gebracht und die Muskeln angewärmt. Locker auf der Stelle laufen, dabei langsam das Tempo steigern. Die Arme an-

156

fangs lässig seitlich mitschwingen lassen, bei höherem Tempo nach vorne und nach hinten kreisen lassen. Etwa 3 bis 4 Minuten. Anschließend kurz verschnaufen, Beine und Arme locker ausschütteln.

2. Oberkörperbeugen: Macht in der Hüfte beweglich. Mit leicht gegrätschten Beinen hinstellen. Den rechten Arm nach oben kreisförmig über den Kopf halten, den linken locker hängen lassen. Jetzt zehnmal in rascher Folge so weit wie möglich mit dem rechten Arm den Oberkörper nach links ziehen. Wechsel: dieselbe Übung zur anderen Seite!

3. Rumpfkreisen: Lockert den ganzen Oberkörper. Mit geschlossenen Beinen hinstellen, Arme senkrecht nach oben. Mit gestreckten Armen den Oberkörper in der Hüfte abknicken und waagerecht nach vorn beugen. Einmal um die eigene Achse kreisen, also nach rechts, oben rüber nach links und wieder nach vorne. Drei- bis fünfmal rechts herum, dann nach links drei- bis fünfmal.

4. Beindehnung: Ausgezeichnet für ein bewegliches Becken und für kräftige Oberschenkel! Mit weit gegrätschten, gestreckten Beinen hinstellen, Füße leicht nach außen gedreht. (Unbedingt auf rutschfeste Schuhe und Unterlage achten!) Hände locker auf der Hüfte abstützen. Jetzt das rechte Bein so weit wie möglich beugen, das andere bleibt gestreckt. Sie müssen spüren, daß es im Oberschenkel zieht. Wieder strecken, das Ganze zur anderen Seite. Drei- bis fünfmal je Seite.

5. Oberschenkelkräftigung: Aufrecht hinstellen, Rücken gerade, Füße nebeneinander. Mit der rechten Hand von außen die Fessel des rechten Fußes umfassen und das Bein langsam nach hinten hochziehen. Wenn's im Oberschenkel leicht zwickt, haben Sie es richtig gemacht. Dreimal mit dem rechten Bein, dreimal mit dem linken.

6. Muskelstärkung: Gut für den ganzen Körper. Füße nebeneinander, tief in die Hocke gehen, Fersen vom Boden abheben. Jetzt aus der Hocke nach oben springen, dabei Arme senkrecht hoch und Beine strecken. Wer es schafft: fünfmal.

7. Liegestütz verschärft: Kräftigt die gesamte Muskulatur und unterstützt die Körperkoordination. Auf den Bauch legen. Füße bei gestreckten Beinen auf die Zehen stellen, Arme ein wenig nach vorne, leicht gespreizt. Arme abwechselnd beugen und strecken und dabei jeweils einen Arm vom Boden heben und senkrecht in die Luft strecken. Fünfmal bitte. Wenn Sie verschnauft haben, machen Sie das Ganze anders herum: Auf den Rücken legen, Füße am Boden. Arme auf Höhe der Schulterblätter seitlich abstützen, strecken und beugen. Dreimal genügt.

8. Bauchtraining: Macht auch Hüfte und Taille beweglicher. Hinsetzen, Arme hinter den Hüften seitlich locker abstützen, Oberkörper leicht nach hinten neigen. Beide Beine leicht vom Boden heben. Das rechte gestreckt, das linke langsam anwinkeln und diese Stellung etwa 5 Sekunden halten. Strecken, das andere anwinkeln. Abwechselnd fünfmal durchführen. Wichtig ist bei dieser Übung, daß sie dynamisch fließend abläuft, also ohne Pausen!

9. Hantel-Grundübung: Kräftigt sämtliche Muskeln, unterstützt eine tiefe Atmung. (Achtung, nur für Männer mit gesundem Rücken!) Mit 3-kg-Hanteln anfangen oder zur Not mit zwei vollen Mineralwasserflaschen. Gerade hinstellen, Füße nebeneinander. Hanteln vor die Füße legen. Bei gestreckten Beinen Hanteln greifen und langsam aufrichten, bis der Oberkörper gerade ist. Noch einmal nach unten – und wieder aufrichten. Machen Sie die Übung, sooft es geht, hören Sie aber sofort auf, wenn der Rücken schmerzt oder Sie ermüden. Die Übung kräftigt zwar die Muskulatur hervorragend, ist aber wegen des an sich falschen Hebelprinzips für den Rücken nicht ideal.

10. Gewicht stemmen: Der Klassiker für Ausdauer, Atmung und Oberkörpermuskulatur. Locker hinstellen, Beine gerade und leicht gespreizt. Mit jeder Hand eine Hantel greifen. Langsam hochheben, bis die Arme gestreckt nach oben zeigen, kurz verharren, wieder langsam senken. Der Trick dabei ist die Atmung: Auf Höhe der Brust atmen Sie ein, oben wieder aus. Dreimal am Anfang – nicht übertreiben!

Die zehn besten Übungen für Frauen

Das Mittel der Wahl heißt Beckenbodentraining. Eingesetzt wird es eigentlich in der Geburtsvorbereitung, bei Problemen wie Inkontinenz, Gebärmutter- wie auch Blasensenkung. Gerade diese Übungen können jedoch auch viel für mehr Spaß beim Sex tun, denn sie erhöhen das Gefühl für die Einsatzmöglichkeiten der eigenen Muskulatur im Beckenbereich – das heißt, Sie können gezielt daran mitarbeiten, beim Verkehr mehr zu empfinden. Eine Frau, die ihre Muskulatur im Sexualbereich gut beherrscht, kann aktiv mitarbeiten, für sich selbst die Spannung bis zum Höhepunkt aufzubauen. Sie wird einen Orgasmus lustvoller erleben, ebenso die Entspannung danach.

Dennoch sollten Sie Ihre Erwartungen an dieses Trainingsprogramm nicht zu hoch stecken. Frauen, die noch nie einen Orgasmus hatten, werden vielleicht mit dem Training allein auch nicht zum Höhepunkt kommen. Denn die Fähigkeit, einen Orgasmus zu erleben, wird von vielen Faktoren beeinflußt: der Erziehung, sozialen und kulturellen Wertvorstellungen, psychischen und nervlichen Einflüssen, und schließlich hängt es auch noch vom Partner ab.

Sex macht aber auch Spaß, wenn man nicht zum Orgasmus kommt – und das Vergnügen dabei erhöhen Sie mit diesem Programm sicher. Also: Ziehen Sie einen bequemen Trainingsanzug an, legen Sie eine flotte Musik auf – und dann geht es los!

> **Tip:** Wenn Sie keine Lust auf Gymnastik haben, sondern lieber tänzerisch aktiv werden wollen: Bauchtanz ist die absolut ideale Sportart für mehr Spaß beim Sex. Kurse gibt es inzwischen in vielen Sportvereinen und an Volkshochschulen.

1. Aufwärmen: Machen Sie das Lauftraining, das bei den Übungen für Männer unter 1. beschrieben ist. Es ist die beste Methode, alle Muskeln und den Kreislauf für den Sport vorzubereiten.

2. Hüftschwung: Gehen Sie auf die Knie, den Oberkörper nach vorn gebeugt, mit den Händen abstützen. Biegen Sie jetzt den Rücken abwechselnd so hoch wie einen Katzbuckel und dann wieder herunter. Fünfmal. Nun das

Becken kreisen lassen: Schwingen Sie das Gesäß von links nach rechts, so daß Sie damit ungefähr einen Halbkreis beschreiben. Zehnmal. Versuchen Sie anschließend, mit dem Becken einen Vollkreis zu malen. Auch wenn es anfangs noch nicht so gut gelingt: fünfmal.

3. Beckenstärkung: Legen Sie sich auf den Rücken, Arme ausgestreckt neben den Körper. Beine leicht anwinkeln, etwas spreizen, Füße auf den Boden stellen. Heben Sie jetzt das Gesäß und machen dieselben Übungen wie unter 2. beschrieben!

4. Gesäßkräftigung: Legen Sie sich auf die Seite. Beine aufeinander, leicht angewinkelt. Mit einer Hand den Kopf abstützen, die andere locker vor der Brust auf den Boden legen. Spreizen Sie nun das obere Bein gestreckt nach oben in die Luft (Achtung: Die Fußsohlen nicht mitstrecken, Zehen zeigen nach vorn!). In dieser Position das Knie beugen und strecken. Konzentrieren Sie sich dabei fest auf Ihr Gesäß, und machen Sie im Geist jede Muskelbewegung dort bewußt mit! Fünfmal.

5. Sex-Warm-up: Auf den Rücken legen, Arme waagerecht nach rechts und links auf dem Boden ausstrecken. Knie etwas anziehen, Beine leicht spreizen, Füße auf den Boden. Jetzt das Becken kräftig anheben und in dieser Position Knie aneinander- und auseinanderdrücken. Macht nichts, wenn es anfangs noch nicht so gut klappt. Konzentrieren Sie sich dabei auf Becken und Geschlechtsorgane. Anfangs dreimal, später fünfmal.

6. Oberschenkel-Trimming: Was Sie machen, sind Kniebeugen in Etappen, und zwar mit gespreizten Beinen, Hände in die Hüften gestützt. Gehen Sie langsam immer tiefer in die Knie und verharren Sie dabei dreimal in einer Etappe für einige Sekunden. Wer es dreimal schafft, ist gut!

7. Hüftschwung: Setzen Sie sich im Schneidersitz (anfangs tut es auch ein angedeuteter!) auf den Boden, legen Sie die Hände auf die Knie. Jetzt mit den Händen die Knie nach unten drücken und dabei die Pomuskeln fest anspannen. Fünf- bis zehnmal.

8. Beckenrolle: Legen Sie sich auf den Rücken, ziehen Sie die Beine leicht an, Knie und Füße aneinander. Versuchten Sie nun, aus dem Becken heraus die geschlossenen Beine von einer Seite auf die andere zu rollen. Der Oberkörper sollte dabei möglichst bis zur Hüfte am Boden bleiben. Fünfmal nach jeder Seite!

9. Scheidenkontrolle: Eine wirkungsvolle Übung, die Sie übrigens auch jederzeit und überall machen können – es sieht ja keiner! Normalerweise führt die Scheide Anspannung und Entspannung beim Orgasmus selbsttätig durch. Versuchen Sie das jetzt einmal ganz bewußt: Nehmen Sie ein Badehandtuch und rollen es zu einer ganz festen Wurst. Legen Sie das Handtuch längs auf einen harten Stuhl (kein Polster) und setzen sich rittlings darauf. Konzentrieren Sie sich auf Ihre Scheide und versuchen Sie, den Muskel ganz fest für 5 Sekunden anzuspannen. Nun fünf Sekunden entspannen. Zehnmal hintereinander!

10. Orientalischer Hüftschwung: Zum Schluß probieren wir ein wenig Bauchtanz. Das Geheimnis bei den Übungen ist, den Oberkörper nicht mitschwingen zu lassen, sondern wirklich nur Hüfte und Bauch. Einfach immer wieder probieren. Gerade hinstellen, Füße ganz leicht spreizen. Arme locker mit den Bewegungen mitschwingen lassen – nicht jedoch die Schultern! Jetzt mit dem Beckenboden zackig nach rechts ausschlagen, mehrmals hintereinander. Anschließend nach links. Dann versuchen Sie, mit dem Becken nach vorne »auszuschlagen«, so als ob Sie den Bauch berühren wollten. Zum Abschluß dürfen Sie weiche Knie kriegen: Probieren Sie mal, ob Sie ganz lässig die Hüfte kreisen lassen können!

Mehr Spaß durch Sport

Wer nicht allein im stillen Kämmerlein vor sich hinturnen möchte, kann natürlich auch Sportarten wählen, die man mit Gleichgesinnten durchführen kann. Im Hinblick auf Potenz, Ausdauer und Erlebnisfähigkeit im Bett eignen sich vor allem die Kraft- oder Ausdauersportarten. Neben gesteigertem Wohlbefinden und stabilerer Gesundheit bringen diese vor allem:

- eine straffere Figur und ein besseres Aussehen. Außerdem bauen Sie mit der Zeit Pfunde ab, die nirgendwo so stören wie beim Sex. Das erhöht das Selbstvertrauen und Körperbewußtsein, beides Dinge, die Ihnen helfen, ungezwungener auf einen Partner zuzugehen und sich unverkrampfter und lockerer im Bett zu bewegen;
- eine bessere Beweglichkeit. Was Ihnen in Zukunft erlaubt, auch einmal Stellungen auszuprobieren, die höheren Lustgewinn versprechen, aber mangels Fitneß bislang nicht machbar waren;
- viel mehr Ausgeglichenheit und eine höhere Streßtoleranz. Das kommt auch dem Liebesleben zugute. Klei-

nere Krisen in der Partnerschaft werden Sie in Zukunft gelassener meistern. Und wo Sie früher vielleicht »alles andere im Kopf hatten als Sex«, werden Sie nun entspannter und häufiger die Liebe genießen können – weil Sie die banalen Alltagsprobleme besser im Griff haben und nicht mehr mit ins Bett bringen;

- Liebesfähigkeit bis ins hohe Alter. Ein durchtrainierter Körper mit strammen Muskeln und einem gut »geschmierten« Stoffwechsel funktioniert auch jenseits der natürlichen Altersgrenze. Das gilt vor allem für die Potenz. Sport ist das Mittel der Wahl, dem natürlichen Alterungs- (und Erschlaffungs-)prozeß ein Schnippchen zu schlagen.

Sportarten, die Sie diesen Zielen rasch näherbringen:

Idealerweise sollten Sie mindestens zwei- bis dreimal die Woche für eine Stunde stramm trainieren! Sonst werden Sie vergeblich auf die neue Power warten! Wer in den frühen Abendstunden intensiv Sport treibt – insbesondere trifft das auf Joggen zu –, wird anfangs verblüfft einen tollen Spontaneffekt für das Liebesleben beobachten: Nach kurzer Erschöpfung werden Sie wenig später noch einmal richtig high und höchst empfänglich für Sex.

Krafttraining, Bodybuilding – vorausgesetzt, Sie werden richtig eingewiesen, können Sie mit diesen modernen Fitneßmaschinen und Hanteln in idealer Weise jeden Muskel des Körpers gezielt trainieren.

Jogging, Marathonlauf, Bergwandern – haben den Vorteil, an der frischen Luft stattzufinden, was dem Körper zu den Trimmeffekten noch eine zusätzliche Portion Sauerstoff für Gehirn und alle Zellen verschafft.

Radfahren – hat ähnlich gute Effekte wie Laufen. Trainiert besonders die Becken-, Gesäß- und Oberschenkelmuskulatur. Aber: Mindestens eine Stunde stramm treten! Ähnliche gute Wirkungen hat Langlaufen im Winter.

Schwimmen – ist das ideale Herz-/Kreislauftraining. Erhöht zudem die Sauerstoffaufnahme und die Blutzirkulation. Eine gesunde Variante ist Unterwassergymnastik. Aber auch beim Trimmen im feuchten Element gilt: Zehn Minuten bringen rein gar nichts!

Tanzen – ist ein gutes Konditionstraining. Intensiviert das Liebesleben außerdem noch durch das gemeinsame Erlebnis und die schöne Musik. Sicherlich eine ideale Voraussetzung für schöne Stunden im Bett.

Merke: Abzuraten ist von vielen Modesportarten und einigen klassischen, die außer einem hohen Verletzungsrisiko wenig für die Kondition bringen, zum Beispiel: Squash, Tennis, Golf, Tauchen, Rollerskating, Alpinski. Besser geeignet sind eher noch Mannschaftsspiele wie Volleyball, Baseball oder Fußball (aber auch hier ist das Verletzungsrisiko unverhältnismäßig hoch).

Schluß mit
dem Stellungskrieg

Sie unten, er oben, von vorn, von hinten – oder machen wir es besser den Kaffeelöffelchen nach?! Erweise ich mich gar erst dann als wahrhaft erfahrener Lover, wenn ich die 69er beherrsche? Die Missionarsstellung ist ja wohl nur was für völlig Phantasielose ...

Zumindest beim ersten Mal tun es die allermeisten Paare aber in ebendieser. Schlimmer noch: Es gefällt ihnen sogar, weil es bequem ist, Mißverständnisse und peinliche Verrenkungen ausschließt, was auch immer beide voneinander denken mögen. Er: Für sie ist es am bequemsten so. Sie: Er kann nichts anderes (trifft leider auf 80 Prozent aller Männer zu).

Auch langjährige Paare, die kaum noch verklemmt sind und keine Hemmungen mehr voreinander haben, finden Gefallen am klassischen »Aufeinander«. Wir können also die Diskussion über die Missionarsstellung wie folgt zusammenfassen: Alle tun es, keiner gibt es zu, jeder behauptet, es sei ein Armutszeugnis.

Werfen Sie derart kleinbürgerliches Leistungsdenken ganz schnell über Bord.

Worum geht es hier eigentlich?

Darum, daß er seinen Penis in ihre Scheide einführt und beide bei den anschließenden Bewegungen möglichst viel Lustgewinn haben. Ob sie den im Stehen, Liegen, Sitzen, hintereinander oder übereinander erzielen, ist völlig egal und ausschließlich ihre Sache.

Wir leben in einem aufgeschlossenen, sexuell aufgeklärten Zeitalter. Das bedeutet keineswegs, daß wir nur dann als aufgeklärt gelten, wenn wir möglichst viele Positionen beherrschen. Es heißt vielmehr, daß wir uns die Freiheit nehmen, auch beim Sex das zu tun, was beiden Partnern wirklich Spaß macht. Und wenn das die Missionarsstellung ist – bitte schön. Richten Sie sich beim Sex vor allem nach diesen beiden Grundsätzen:

1. Erlaubt ist, was gefällt – und zwar beiden. Es gibt keine gesetzlichen Vorschriften, wie der Sex zwischen zwei Menschen auszusehen hat.
2. Turnvater Jahn hat im Bett nichts zu suchen. Wer zwanghaft und mit großem Muskelaufwand versucht, exotische Stellungen auf die Reihe zu kriegen, bringt sich selbst um den Spaß. Ein Hexenschuß beim Sex ist ein todsicherer Orgasmus-Killer.

Aufregende Appetitmacher

Noch immer meinen viele Männer, daß es für Frauen das höchste Glück der Erde ist, wenn er seinen hammerharten Penis entschlossen in sie hineinrammt. Stimmt nicht, Jungs! Frauen sind viel feinfühliger, sie reagieren auch auf leise Töne. Zärtliche Streicheleinheiten mit Händen oder Zunge etwa, verheißungsvolle Küsse am ganzen Körper, erotisierende Massagen.

Richtig, wir sprechen vom Vorspiel, das übrigens auch

den Herren der Schöpfung sehr viel Freude bereitet. Hand- und Zungenvirtuosen freilich fallen nicht vom Himmel – sie müssen eingewiesen werden. Wenn sie also beim Liebesspiel stundenlang Ihren Bizeps bearbeitet, wo Sie völlig unempfindlich sind, nehmen Sie ihre Hand und führen sie behutsam dorthin, wo Ihr Lustzentrum ist. Wenn seine Zunge in Ihrer Muschi die höchsten Töne anschlägt, lassen Sie ihn das wissen, damit er beim nächsten Mal gleich weiß, wo es langgeht.

Wenn es sich so ergibt, lassen Sie das zärtliche Vorspiel im Badezimmer beginnen. Im Tantra-Sex kommt dem gemeinsamen Bad übrigens eine wichtige rituelle Bedeutung zu. Das hat seine Berechtigung, denn es kommt den voyeuristischen Neigungen entgegen. Seifen Sie sich gegenseitig ein, streicheln Sie dabei den ganzen Körper des Partners. Lassen Sie Ihre Augen wandern. Beim Tantra-Sex trocknen sich die Partner danach gegenseitig ab und reiben sich mit erotisch duftenden Pflanzenölen ein, und dabei wird auch die Schamregion nicht ausgespart. Sie massiert seinen Penis mit dem Öl, wobei sie vorsichtig die Vorhaut zurückschiebt und die Eichel zärtlich massiert. Er spreizt ganz leicht ihre Schamlippen und massiert vorsichtig deren Innenseiten.

Seit jeher hat in fernöstlichen Liebesritualen das gemeinsame Bad einen festen Platz. Holzschnitte und Malereien beweisen, daß es in den Badehäusern zu deftigen Liebesspielen in der Wanne kam. Auch die europäische Sittengeschichte kennt derartig lustvolle Wasserspiele. Schon im frühen Mittelalter gab es bei uns das gemeinsame »Warmbad« für Männer und Frauen, wo es – Berichten zufolge – hoch hergegangen sein soll. Lassen Sie die guten alten Zeiten doch wieder aufleben – in der eigenen Wanne.

Körperküsse sind ein wunderbares Instrument, den Partner in sinnliche Erwartungshaltung zu versetzen. Nehmen Sie dabei noch die Zunge zu Hilfe, dann können Sie die Haut des anderen in eine einzige erogene Zone verwandeln. Körperküsse sind intime und leidenschaftliche Gesten der Liebe – nutzen Sie die vielfältigen Möglichkeiten Ihres sinnlichsten Körperteils! Hier sind übrigens auch zärtliches Beißen und Knabbern erlaubt. Zärtlich, wohlgemerkt. Während der Zungenkuß signalisiert, daß man Lust aufeinander hat, können Sie mit Körperküssen die Sinnlichkeit des Partners bis zur Raserei steigern.

Es gibt Varianten, die Männer besonders glücklich machen. Lassen Sie beim Vorspiel noch ein paar reizvolle Wäscheteile an, die er dann langsam entblättern kann. Das törnt ungemein an – beide! Oder wie wäre es einmal mit einem erotischen Striptease – nur für ihn im Schlafzimmer. Das bringt ihn garantiert auf hundert. Zu den geheimsten Wünschen der Männer zählt, der Frau einmal zuschauen zu dürfen, wenn sie masturbiert. Das ist nicht jeder Frau Sache, aber in einer langjährigen Partnerschaft sicher ein ganz besonderer Vertrauensbeweis.

Eis macht heiß: In einigen Sexualratgebern wird das Eiswürfelspiel zur Luststeigerung empfohlen. Während des Vorspiels soll er damit die Brüste und die Klitoris seiner Partnerin streicheln. Der Kältereiz weckt sofort alle Sinne. Wer eine Schale mit Eiswürfeln neben dem Bett stehen hat, kann damit sogar den Orgasmus steigern. Liegt zum Beispiel er oben, drückt sie ihm im Moment des Orgasmus ein paar Eiswürfel in die Lendengegend des

Rückgrates und steigert damit sein Empfinden der Lust. Abzuraten ist, dies als Überraschung zu bringen (indem man vorher eine Schale mit Eiswürfeln unterm Bett versteckt), denn da dürfte der Schreck größer sein als der Lustgewinn. Im übrigen gilt auch bei dieser Methode: Ausprobieren! Die Sexualforscher räumen nämlich ein, daß der Eiswürfeltrick nicht bei jedem Menschen funktioniert.

Mit dem Munde geblasen

Gemeint ist natürlich nicht die hohe Kunst der italienischen Glasbläserei, sondern die angeblich französische Kunst des Intimverkehrs mit dem Mund. Ob Cunnilingus und Fellatio tatsächlich französischen Ursprungs sind, ist nicht mehr nachzuweisen. Tatsache ist jedoch, daß diese Techniken der gegenseitigen Befriedigung mit dem Mund in den englischsprachigen Ländern lange Zeit verpönt waren, gar als obszön galten. Sogar Alfred Kinsey, der Urvater der Sexualforschung, hatte dafür nur wenige Worte übrig.

Dabei kann man zumindest allen Männern empfehlen, sich mit der Technik des Cunnilingus vertraut zu machen, denn viele Frauen werden dadurch stärker erregt als durch den eingedrungenen Penis. Erfahrene Liebhaber arbeiten sich langsam die Innenseite der Oberschenkel entlang nach oben. Dann drückt er sanft die Schamlippen auseinander und gleitet mit der Zunge in die Scheide. Erst zuletzt, wenn die Partnerin schon stark erregt ist, umkreist er mit der Zunge den Kitzler. Dabei sollte er vorsichtig vorgehen, denn manche Frauen empfinden die Berührung des Kitzlers bei starker Erregung als unangenehm.

Am besten ist diese Technik übrigens anzuwenden, wenn sie auf dem Bett liegt, das Gesäß bis zur Bettkante vorgeschoben, und er davor kniet. Probiert er es, wenn er im Bett vor ihr liegt, riskiert er den Erstickungstod, weil dann seine Nase unweigerlich in ihrem Schamhaar steckt. Auch im Stehen ist Cunnilingus gut durchzuführen, allerdings mögen das manche Frauen nicht, weil sie beim Orgasmus nicht mehr sicher auf den Beinen sind.

Beim Cunnilingus muß die Frau nicht unbedingt mit der Zunge zum Orgasmus gebracht werden (das kann für ihn anstrengend sein!), die Methode eignet sich vorzüglich als Vorspiel. Dringt er anschließend ein, wird sie schnell zum Höhepunkt kommen.

Oralsex macht auch ihm Spaß. Die Frau leckt zunächst die Innenseiten der Oberschenkel, die Dammgegend, den Hodensack und erst dann den Penis und die Eichel, wobei sie mit der Zunge zart unter die Vorhaut fährt. Erst dann nimmt sie sein Glied in den Mund. Ob sie ihn so zum Orgasmus bringt, hängt von ihrer Kondition und seiner Schnelligkeit ab.

Als hohe Schule des Oralverkehrs und très français gilt die »Soixante neuf«. Dabei machen es sich die Partner gegenseitig gleichzeitig mit dem Mund. Zwangsläufig liegen sie dann so im Bett, daß es wirklich aussieht wie eine nebeneinanderliegende 6 und 9.

Versprechen Sie sich aber nicht zuviel von dieser Nummer! Sie hat nämlich einen Nachteil: Wenn man selbst immer erregter wird, kann man sich kaum noch auf das konzentrieren, was man gerade beim anderen tut. Die Folge: Entweder hat nur einer einen Orgasmus oder keiner.

Die »69« stellt also eher eine hübsche Vorspielvariante dar. Wie überhaupt der Oralverkehr den Koitus auf Dauer nicht ersetzen kann!

Stellungen, die es in sich haben

Ob Kamasutra oder Tantra: Wenn es ums Liebesspiel geht, haben die fernöstlichen Völker mehr drauf. Bei uns hat Sex oft wenig Spielerisches, dafür eher einen verbissenen Zug. Und nicht selten wird er auch heute noch weniger mit Spaß, sondern mehr mit schlechtem Gewissen gemacht. Gottlob haben wir viele der fernöstlichen Techniken und Einstellungen übernommen – spurlos ist die sexuelle Aufklärung also nicht an uns vorübergegangen. Und schon sind wir wieder bei der Missionarsstellung. Die klassische Variante sieht bekanntermaßen so aus: Die Frau liegt auf dem Rücken, die Beine gespreizt. Er liegt bäuchlings auf ihr, seine Beine zwischen ihren. Die Methode hat Vorteile, zum Beispiel, daß man sich gegenseitig beim Verkehr wunderbar streicheln und küssen kann. Nachteilig kann es sein, daß er nicht so tief eindringt und die Frau deshalb nicht so stark erregt wird. (Nicht richtig ist hingegen die Behauptung, daß bei dieser Stellung besonders leicht nach dem Verkehr Blaseninfektionen auftreten.)

Mit geringen Abwandlungen, die wir natürlich den japanischen und chinesischen Meistern abgeschaut haben, kann der Mann in dieser Position tiefer eindringen:

- Sie hebt in der Grundstellung ein Bein und legt den Fuß auf seine Schulter.
- Er legt ein Bein zwischen ihre gespreizten Beine, das andere stellt er leicht angewinkelt außen neben ihr Bein.

Eine andere Abwandlung ist die halb sitzende Position. Dabei liegt sie auf dem Rücken, er kniet vor ihr, sie schlingt die Beine um seine Hüften. Sitzende Positionen sind besonders geeignet für Paare, die den Liebesakt voll auskosten wollen, nicht nur nach dem Orgasmus streben, sondern jede Minute sinnlichen Genusses voll erleben wollen. Die Grundposition: Er sitzt mit leicht angezogenen Beinen auf dem Bett, sie auf seinem Schoß, ihre Beine sind rechts und links von seinem Oberkörper. Für sportliche Frauen: Legen Sie in der gleichen sitzenden Grundhaltung Ihre Beine auf seine Schultern, während er Ihren Oberkörper umschlungen hält.

Für pure Geilheit und Fleischeslust bieten sich die verschiedenen Stellungen »von hinten« an. In der einfachsten Variation liegt sie unten auf dem Bauch, er darauf. Es macht viel mehr Spaß, wenn sie kniet und er halb sitzend dahinter ist – dann kann er schön tief eindringen. Wer unbedingt liegen will, sollte der Lady wenigstens ein Kissen unterlegen, damit das Gesäß höher liegt. »Von hinten« funktioniert auch mit der Dame oben: Er liegt auf dem Rücken auf dem Bett, sie kniet umgekehrt auf ihm, so daß er ihren Rücken sicht. Ihre Beine liegen angewinkelt neben seinem Oberkörper. Genauso kann sie ihn natürlich auch andersherum »reiten«.

All diese Stellungen funktionieren auch im Stehen, und zwar sehr gut. Vorausgesetzt, der Größenunterschied zwischen beiden paßt und die Partner sind auch beim Höhepunkt noch standfest. Gut klappt es, wenn sie einen Arm um seinen Hals legt, ein Bein bis zu seiner Hüfte anzieht und sich mit dem Fuß an seinem Oberschenkel abstützt. Wunderschön ist eine Stellung, die ich in Indien kennenlernte – sie setzt allerdings eine bewegliche Frau voraus: Sie stellt sich mit leicht gegrätschten, durchgestreckten Beinen hin, stützt sich vorne mit den Händen auf dem Boden ab, und er dringt von hinten tief in sie ein.

Romantische Naturen können hinterher gemeinsam einschlafen, ohne das Glied aus der Scheide nehmen zu müssen. Dazu eignet sich die »Schere« besonders schön. Sie sieht zwar aus wie ein Doppelknoten in allen Gliedmaßen, ist in Wirklichkeit aber nicht so schwierig und setzt keine übermäßigen sportlichen Fähigkeiten voraus. Er liegt auf der Seite, sie auf dem Rücken daneben, so daß sie sich anschauen können. Sie legt das ihm zugewandte Bein lässig über seine Hüften, er das obere über ihre. Nun kann er mühelos eindringen, und beide werden hinterher sanft in den Schlaf gleiten.

Noch ein kleiner Tip: Ein Spiegel im Schlafzimmer verdoppelt Ihren Lustgewinn ungemein!

Von den Chinesen
können wir lernen

Was europäische Männer um den Verstand und vielleicht auch noch um ihre Potenz bringt, ist das Wissen: Jede Frau kann dir im Bett was vormachen. Sie schreit, sie stöhnt, und du glaubst, sie hatte einen Orgasmus. Doch es war alles nur Show! Und das Schlimme ist: Um nachzuprüfen, ob sie nun wirklich gekommen ist oder nicht, müßte er das Schlafzimmer schon in ein Hightech-Labor verwandeln und sie an tausend Drähte und Schläuche anschließen, doch dann bringt er's natürlich nicht mehr ... Manche Männer glauben, das Pfand der sicheren Erkenntnis in den Augen der Frau oder an ihren verbalen Äußerungen gefunden zu haben. Sie könnten sehen oder hören, ob die Frau tatsächlich einen Orgasmus hat oder ob sie ihm wieder mal nur was vorspielt. Pech, meine Herren. Nichts als Selbstbetrug.

Es gibt wissenschaftliche Untersuchungen, die beweisen: Manche Frauen halten beim Orgasmus krampfhaft die Augen geschlossen, andere schielen und andere heulen, manche schreien, daß die ganze Nachbarschaft zusammenläuft, andere stöhnen, und wieder andere geben gar keinen Mucks von sich. Alles ganz normal.

Im Chaos von ihren Begierden und seinen Gelüsten, ihren Wünschen und seinen Vorstellungen davon, scheinen wir unaufhaltsam erst in den totalen Frust und dann ins

Nirwana der gleichgeschlechtlichen Liebe oder der sexuellen Abstinenz zu rutschen. Selbst wissenschaftliche Tests haben längst erwiesen, daß es mit der sexuellen Erregung bergab geht. Vor knapp zwanzig Jahren noch erreichten die Hirnströme bei Männern und Frauen beim Orgasmus einen beachtlichen Wert von 190. Heute bringen sie und er es »dabei« nur noch auf schlappe 170 ...

Der Weg zurück ins sexuelle Paradies führt quer durch China. Tao der Liebe heißt das Zauberwort. Diejenigen, die's ausprobiert haben, schwärmen vom Königsweg der Liebe. Kopf und Körper bilden eine Einheit. Totale Hingabe wird wahr, Phantasien werden verwirklicht. Mit dem Partner wird der kosmische Orgasmus erfahren. Bis dahin ist's allerdings ein langer, mühevoller und steiniger Weg. Nun muß ja nicht jeder gleich zum großen Tao-Meister werden. Einige Übungen reichen, um die Erlebnisfähigkeit, das Einfühlungsvermögen, die Lust und das Können zu steigern. Denn das muß man fairerweise anerkennen: Vom Sex und der Erotik verstanden sie was, die alten chinesischen Meister, und die Techniken scheinen auch heute noch sehr beliebt und wirkungsvoll zu sein.

Mehr Disziplin

Wie die berüchtigten Karnickel kann's jeder machen, aber das bringt nur den halben Spaß ... Mit dem Sex ist es wie mit dem Essen: Eine zart-cremige Hollandaise mit französischem grünem Spargel und Garnelen, alles leicht gratiniert, dazu neue Kartoffeln, das würden Sie auch nicht runterschlingen wie die scharfe Currywurst am Imbißstand um die Ecke?! Bitte genießen! Sich Zeit nehmen und die Lust ausdehnen, und das geht nur mit Disziplin. Üben Sie doch mal die Kunst der Zurückhaltung: Einander lange streicheln, kurz vor dem Höhepunkt langsamer werden, spüren, wie die Wellen abebben – und dann das Feuer neu entfachen. Natürlich – diese Sexkunst ist nicht unbedingt was für jeden Tag. Aber ein sehr freudvolles Erlebnis für einen Samstagabend, Sonntagmorgen oder einfach den Tag, an dem Sie viel Zeit und viel Lust haben. Die alten Chinesen haben sich in der Kunst der Liebesdisziplin besonders hervorgetan. Sie kennen auch so einige Tricks, wie man sich richtig auf die Wonnen der Erotik vorbereitet und wie man der Natur auch ganz hübsch auf die Sprünge helfen kann.

Wenn Sie zum Beispiel glauben, die Form und Größe Ihres Penis sei Ihnen in die Wiege gelegt worden und nun sei da nichts mehr zu ändern – falsch gedacht. Der Taoismus kennt Techniken, um den Penis größer und kräftiger zu machen. Allerdings gehört etwas Disziplin dazu, denn Sie müssen dieses Tao-Training mindestens zweimal am Tag absolvieren.

Probieren Sie doch mal folgende Übung: Drücken Sie den Penis in Richtung Eichel, so, als würden Sie ihn melken. Dabei schießt Blut in die Eichel und sie vergrößert sich dabei. Mit jeder Übung wird die Eichel ein kleines bißchen wachsen. Natürlich dürfen Sie nicht schon nach zwei Wochen aufgeben!

Noch eine Übung: Pressen Sie den Schaft des Penis, bis er hart wie Stein wird. Wiederholen Sie diese Übung sooft wie möglich. Dadurch werden die Erektionen immer stärker werden. Wichtig: Beide Übungen müssen Sie mehrere Monate lang hintereinander durchführen. Setzen Sie sich anschließend mit gespreizten Schenkeln auf einen Stuhl. Halten Sie den Penis an der Wurzel fest und bewegen Sie ihn von einer Seite zur anderen, so daß er mal auf dem linken und dann auf dem rechten Oberschenkel aufliegt. Sie können energisch zufassen, allerdings sollte die Bewegung nicht wehtun! Mit dieser Übung stärken und vergrößern Sie die Eichel und auch den Penis.

Mit der letzten Übung erreichen Sie im übrigen auch, daß der Penis weniger empfindlich wird, und das bedeutet, daß Sie a) den Samenerguß so lange wie möglich hinauszögern können und b) den Orgasmus viel intensiver erleben.

Zur hohen Kunst der Tao-Sexualität gehört die *Hirschübung,* mit der Mann und Frau ihre sexuelle Fähigkeit steigern und den Geist des Sex' erleben können. Für ihn springt dabei übrigens noch eine Steigerung der Samenproduktion raus!

Die Hirschübung für den Mann: Sie sollte morgens und abends gemacht werden.

Setzen Sie sich nackt und entspannt auf einen Stuhl. Reiben Sie Ihre Handflächen kräftig aneinander, damit die Handflächen schön warm sind. Legen Sie nun die rechte Handfläche um die Hoden. Die Hand soll diese völlig bedecken! Drücken Sie gerade so stark zu, daß Sie die Wärme der Hand spüren. Legen Sie die Handfläche der linken Hand auf das Schambein (es liegt etwa zweieinhalb Zentimeter unter dem Bauchnabel). Bewegen Sie nun Ihre linke Hand 81mal kreisförmig im Uhrzeigersinn, so daß sich auch am Schambein eine sanfte Wärme bildet.

Nun wieder die Hände kräftig aneinanderreiben. Jetzt

umfaßt die linke Hand die Hoden und die rechte massiert das Schambein – allerdings entgegen dem Uhrzeigersinn!

Konzentrieren Sie sich bei dieser Massage allein auf das, was Sie tun und was Sie fühlen! Nur dann entfaltet diese Übung ihre ganze Kraft.

Hinterher die Hände bewegungslos in der letzten Position lassen und die Aftermuskeln ganz fest anspannen. Versuchen Sie, die Muskeln richtig nach oben zu ziehen. (Es fühlt sich an, als ob Sie Luft in den Darm saugen würden.) Spannen Sie die Muskeln so fest wie möglich an! Die Spannung, so lange Sie können, halten, dann lockerlassen. Wiederholen Sie diesen letzten Übungsteil sooft hintereinander, wie Sie können.

Weshalb diese Übung so wichtig ist: Durch das Zusammenziehen des Schließmuskels wird die Prostata sanft massiert. Sie beginnt, bestimmte Hormone auszuschütten, die für ein seelisches Wohlgefühl sorgen. Wenn die Prostata zu zucken beginnt, spüren Sie vielleicht sogar einen kleinen Orgasmus.

Die Hirschübung für die Frau: Diese Übung sollten Sie morgens und abends machen. Setzen Sie sich nackt so auf eine Matte, daß Sie die Ferse eines Fußes gegen die Öffnung der Scheide drücken. Der Druck auf die Klitoris soll dabei gleichmäßig und fest sein! (Wenn Sie Probleme damit haben, den Fuß in der richtigen Position zu halten, können Sie auch einen Tennisball an die Öffnung der Scheide drücken, den Sie dann mit dem Fuß fixieren.) Reiben Sie nun Ihre Hände kräftig aneinander, bis sie schön warm sind. Legen Sie beide Hände auf die Brüste. Kreisen Sie mit beiden Händen gleichzeitig in entgegengesetzter Richtung (!). Das heißt, die rechte Hand massiert im Uhrzeigersinn, die linke andersherum. Mindestens 36mal.

Eine kleine Anmerkung: Wenn Sie sich schwertun, können Sie auch erst mit der rechten Hand den rechten Busen und dann mit der linken Hand den linken massieren. Vermeiden Sie es möglichst, die Brustwarzen zu massieren. Denn sie sind sehr empfindlich und lassen sich leicht überreizen.

Setzen Sie sich dann entspannt hin und spannen Sie gleichzeitig die Muskeln von Scheide und After an, so, als wollten Sie beide Öffnungen fest verschließen. Versuchen Sie dann, den Enddarm nach oben zu ziehen und die Schließmuskeln noch stärker anzuspannen. Halten Sie die Muskelspannung, solange Sie können. Dann entspannen und wieder anspannen. Sie sollten sich dabei aber nicht verkrampfen!

Eine kleine Hilfe: Sie können während der Übung einen Finger in die Scheide einführen, um die Stärke der Kontraktionen zu prüfen.

Der lange Weg
zur vollkommenen Befriedigung

Der Taoismus sieht den Orgasmus eines Mannes so: Bei einer normalen Ejakulation verliert er etwa einen Eßlöffel voll Samen. Dieser Samen besteht aus Nährstoffen, Hormonen und Lebensenergie. Wissenschaftlichen Erkenntnissen zufolge soll ein Eßlöffel Samen dem Nährwert von zwei Rindersteaks, zehn Eiern, sechs Orangen und zwei Zitronen entsprechen. (Für die Frauen: Mit Nährwert sind hier nicht Kalorien gemeint! Samen macht erwiesenermaßen nicht dick und bringt auch nicht den Diätfahrplan durcheinander.) Um dem Mann diese Nährstoffe und auch die Lebensenergie zu erhalten, suchten die Meister des Tao nach einer Möglichkeit des lustvollen Orgasmus ohne Ejakulation. Des schwierigen Rätsels Lösung ist das »Injakulieren«. Damit erlebt der Mann einen längeren Super-Orgasmus, behält seinen Samen und damit seine Nährstoffe und die Lebensenergie. Und außerdem beschert er seiner Partnerin auch noch ein unübertroffenes Sexerlebnis.

Was bei der Frau der berühmte G-Punkt, ist beim Mann – laut Tao – sozusagen der Jen-Mo-Punkt. Er liegt zwischen After und Hodensack. Sie spüren den Jen-Mo-Punkt als kleinere Einbuchtung. Durch Druck auf genau diesen Punkt läßt die Ejakulation sich in eine Injakulation verwandeln, und der Orgasmus wird intensiviert. Die Technik: Unmittelbar vor dem Samenerguß müssen Sie diesen Punkt drücken. Mit ein bißchen Übung schaffen Sie es so diskret, daß Ihre Partnerin gar nichts davon merkt. Greifen Sie einfach um Ihren Schenkel herum, suchen Sie den Punkt und drücken Sie ihn fest. Sie erleben nach wie vor einen Orgasmus. Drücken Sie weiter den Punkt, bis die Injakulation beendet ist, was bis zu fünf Minuten dauern kann. Das heißt, Sie erleben einen fünfminütigen Orgasmus!

Mit dieser Technik sind Sie imstande, eine Erektion unvergleichlich länger aufrechtzuerhalten. Damit es auch wirklich funktioniert, sollten Sie vielleicht lieber erst mal allein üben: Drücken Sie zuerst mit drei Fingern. Der

Druck sollte nicht zu stark und nicht zu sanft sein. Versuchen Sie, mit geschlossenen Augen den Punkt zu ertasten – bis Sie automatisch an die richtige Stelle fassen. Vorsicht: Wenn Sie zu nah am Hodensack drücken, gelangt der Samen in die Blase und wird beim nächsten Wasserlassen abgegeben. Drücken Sie zu nah am After, wird der Erguß nicht gestoppt.

Natürlich muß der Jen-Mo-Punkt nicht unbedingt vom Mann gedrückt werden. Eine Frau, die diesen Punkt kennt und ihn im entsprechenden Moment drückt, erhöht die Lust ihres Partners um ein Vielfaches.

Ob's wirklich geklappt hat mit der Injakulation oder ob der Samen in die Blase gedrungen ist, können Sie leicht selbst nachprüfen: Urinieren Sie in ein Glas. Sieht der Urin milchig aus, ist der Samen in die Blase und nicht zurück in den Blutkreislauf geflossen.

Achtung: Diese Übung ist nicht geeignet, wenn Sie eine Prostata-Entzündung haben!

Wenn Sie jetzt glauben, die Injakulation sei unnatürlich, sind Sie beim Taoismus auf dem falschen Weg. Die Lehre des Tao sagt, daß jenseits des menschlichen Lebens ein göttliches Leben existiert. Und Gott hat uns die Wahl gegeben zwischen dem Tod und der Möglichkeit, das ewige, göttliche Leben zu erlangen. Wer das will, muß natürlich entsprechend den Prinzipien leben: keine Lebensenergie verschwenden, sondern beim Orgasmus dem Körper Nährstoffe und Hormone zurückgeben.

Im übrigen ist die Jen-Mo-Technik auch eine hervorragende Methode zur Empfängnisverhütung! Allerdings nur dann, wenn er sie auch wirklich beherrscht.

Sollten Sie es trotz eifrigen Übens nicht zur Meisterschaft

im Injakulieren geschafft haben, gibt es auch noch eine andere Methode, den Orgasmus wirkungsvoll zu verlängern und so die Lust zu erhöhen: Der Mann greift auf die bereits erklärte Hirschübung zurück – er zieht die Aftermuskeln kräftig zusammen und hält die Spannung für kurze Zeit. Mit der Muskelkontrolle ist es möglich, mehrere Höhepunkte hintereinander zu erleben!

Der Taoismus ist damit allerdings noch längst nicht ausgeschöpft. Nach diesen alten Regeln mag der Weg zur Lust lang erscheinen – aber das Ergebnis wird von Könnern und Kennern als überwältigend beschrieben …

Zum fortgeschrittenen höheren Orgasmus gelangen Sie über den Weg der Zahlen beziehungsweise des genauen Zählens. Probieren Sie's doch einfach mal aus: Während Sie in Ihre Partnerin eindringen, atmen Sie langsam ein, und atmen Sie langsam aus, wenn Sie sich zurückziehen. So entsteht ein gleichmäßiger Rhythmus, der entspannend wirkt und größere Lust verschafft.

Die Meister des Tao-Sex haben eine Tabelle, die beiden Partnern einen wirklich absolut köstlichen Orgasmus bescheren soll. Setzen Sie sich einfach entspannt hin, und lesen Sie aufmerksam diese Anleitung: Nehmen Sie mit Ihrer Partnerin die für Sie bequemste Stellung ein. Wenn's die Missionarsstellung ist – kein Problem. Bei dieser Übung kommt es auf Bequemlichkeit und Genauigkeit an, nicht darauf, wer sich am geschicktesten verrenken kann. Zuerst führt der Mann 9 flache Stöße aus, dann folgt ein tiefer Stoß; danach nur 8 flache Stöße und 2 tiefe. Und folgerichtig geht es weiter: 7 flache Stöße, 3 tiefe; 6 flache Stöße und 4 tiefe. Und so weiter, bis Sie bei einem flachen und 9 tiefen Stößen angelangt sind. Ein langsamer Rhythmus ist für die meisten Männer und Frauen am angenehmsten. Wenn Sie's schneller brauchen oder mögen – tun Sie sich keinen Zwang an, es kommt nur auf den Lustgewinn an. Selbstverständlich können Sie auch die Stöße variieren – 1 flachen und 4 tiefe Stöße oder 3 flache und 5 tiefe Stöße. Wichtig ist, daß Sie Ihren eigenen Rhythmus finden. Der tiefere sexuelle Sinn dieser Übung ist: Der Mann hält – wenn er die Übung richtig absolviert – mindestens neunmal seinen Orgasmus zurück und verlängert logischerweise damit den sexuellen Akt und steigert die Lust. Natürlich hat auch die Frau was davon: Jedesmal, wenn der Penis sich fast ganz aus der Vagina zurückgezogen hat, zieht sich diese instinktiv zusammen, um ihn zu halten. Und wenn sie zusätzlich noch die Vagina bewußt anspannt und verengt, entsteht noch größere Reibung beim Eindringen und größere Stimulierung und vor allem Lust!

Der Stoff, aus dem
die Liebesträume sind

Im Vorgarten der Lüste wachsen so einige Pflanzen und Pflänzchen, die den Rausch der Sinne noch versüßen. Die Literatur ist voll von Anregungen und Beispielen. Beispielsweise gehen schon seit Jahrhunderten die Orientalen beim Kochen sehr verschwenderisch mit Zimt um, denn es enthält ätherische Öle, die beim Mann eine aufrichtende Wirkung erzielen. Und 1592 schrieb der Römer Alessandro Petronio, Oberarzt Papst Gregors XIII., eine entsprechende Abhandlung mit der Empfehlung, möglichst viel Gemüsesuppe mit frischem Brot und Eiweiß zu essen. Außerdem sei sehr ratsam, weil für die Herren von aufrichtender Natur, Geflügel mit gepfeffertem Rotwein oder Spatzenfleisch zu essen und Pinienkernmilch zu trinken. Im wollüstigen Mittelalter waren potenz- und luststeigernde Mittelchen in aller Munde. Damen und Herren diskutierten die Wirksamkeit von Minze und Rauke, Stierhoden und sogar den Kot des Fasans und Einläufe mit Wasser, in dem ein Ziegenkopf gekocht worden war ... Um den Spaß an der Lust zu vergrößern, griffen die reichen Herren zu Trüffeln und die armen zum getrockneten Hoden des hauseigenen Hahns. Und um dem Herrn ihres Herzens auf die Sprünge und ins Bett zu helfen, dachten sich kluge Frauen schon immer besondere Rezepte aus. Tristans Isolde mixte ihrem

Lover laut Richard Wagner einen Zaubertrank aus Trüffeln und Krebsen und klein geschnipselten Hahnhoden zusammen, alles mit Lorbeer, Pfeffer, Kümmel und Paprika gebeizt und im Sud frischer Alraunwurzel pochiert. Und Madame de Maintenon verließ des Nachts das königliche Bett, um ihrem geschwächten Liebhaber, König Ludwig XIV., ein stärkendes Mahl zu bereiten: Sie verrührte Kalbskoteletts mit Sardellen, Petersilie, Gewürznelken, Basilikum, Koriander und Cognac zu einem stärkenden Sexgericht.

Wenn der Tag geht, ist eben die Apotheke der Nacht angesagt, mit Pflanzen, Tinkturen, Drogen, Alkohol – ein wahrer Supermarkt der Stimulanzien. Wer soll sich da noch zurechtfinden?

Ein Gläschen in Ehren

Das ist im Film und im richtigen Leben so: Wenn er sie verführen will, läßt er erst den Champagnerkorken knallen. Ein Glas prickelnder Alkohol – und alle Sinne und heimliche Sehnsüchte werden geweckt … Fast nie im Film, aber im richtigen Leben kommt es vor, daß der Mann sich vor der Verabredung zum Essen zu Hause schon ein bis zwei Whisky gegönnt hat, um zu entspannen, sich Mut zu machen. Im Restaurant muß er auf die Frau warten – also trinkt er schon mal ein bis zwei Glas Prosecco. Wenn sie dann endlich da ist, will er natürlich gemeinsam mit ihr einen Aperitif nehmen. »Herr Ober – bitte zwei Kir Royal!« Zum Essen trinken er und sie eine Flasche Weißwein, und zum Kaffee bestellt er sich noch

Aphrodisiaka – Knüller oder Killer?

Der Begriff Aphrodisiaka wurde von Aphrodite, der griechischen Liebesgöttin, abgeleitet. Diese Mittelchen bedienen den alten Wunsch des Menschen, grenzenlos fruchtbar, potent und unwiderstehlich zu sein. Im übersteigerten Rausch der Gefühle und Sinne fallen die letzten Hemmungen, werden Tabus ohne schlechtes Gewissen gebrochen und erotische Phantasien ausgelebt. Grundsätzlich läßt sich sagen: Männer wollen – rein theoretisch! – immer, aber können nicht immer ... Frauen könnten – rein theoretisch! – immer und wollen aber oft nicht ... Das heißt, daß Männer luststeigernde Stimulanzien einsetzen, um sich eine peinliche Versagernummer zu ersparen ... Und Frauen greifen zu den erotischen Anheizern, um sich richtig in Stimmung zu bringen, falls die Liebesbereitschaft, die bei Frauen vom Gehirn gesteuert wird, vom Mann nicht genügend auf Touren gebracht wird ...

Wie genau Aphrodisiaka wirken, hängt übrigens auch stark von Ihrer ganz persönlichen Situation ab – wie gut Sie drauf sind, ob Sie Sorgen haben, unter Krankheiten leiden, heimliche Widerstände gegen die Mittelchen sich regen ... Eine Garantie auf Erfolge gibt es bei Aphrodisiaka nicht!

einen Cognac. Glücklich knutschend bei ihr im Wohnzimmer gelandet, stoßen die beiden zur Feier des Abends noch mit einem Glas Champagner an. Diese Nacht kann nur ein Desaster werden ... Entweder dauert es Stunden, bis er endlich kommt, oder er kommt gar nicht mehr, oder er schläft gleich ein ... In einer Umfrage der Zeitschrift »Psychology Today« (1989) sagten 45 Prozent der

Befragten, daß Alkohol das sexuelle Vergnügen steigere. Fast genausoviel – nämlich 42 Prozent – meinen, daß Alkohol das sexuelle Vergnügen mindere.

Wer hat recht?! Die Wahrheit ist: Es kommt auf die Menge an!

Alkohol überschwemmt erst den ganzen Körper. Ein Fünftel nimmt die Magenwand auf, der Rest durchfließt den Dünndarm und vermischt sich mit dem Blut. Über den Kreislauf gelangt er dann innerhalb von Minuten bis zum Gehirn und entfaltet dort seine ganze Wirkung. In der Leber wird der Alkohol durch Enzyme abgebaut und zu Acetaldehyd und Acetat abgebaut. Läuft der Abbau nicht schnell genug, wird vermehrt Adrenalin freigesetzt. Das heißt: die Gefäße erweitern sich, die Herzfrequenz steigt und die Augen sehen blutunterlaufen aus ... Sexy? Unterschiedliche Rezeptoren und Wirkstoffe des Alkohols sorgen bei einer bestimmten Dosis dafür, daß man sich wunderbar enthemmt und entspannt fühlt. Je mehr man dann trinkt, desto mehr ändert sich die Wahrnehmung des anderen. Eine ganz passable, aber eher etwas unscheinbare Frau wird für ihn plötzlich zur Verkörperung all seine Wünsche. Madonna, Sharon Stone und Pamela Anderson in einer Person! Natürlich läuft das bei einer Frau ähnlich ab: Je mehr sie trinkt, desto mehr ähnelt der schmalbrüstige und fast kahlköpfige Verkäufer aus dem medizinischen Warenhaus um die Ecke plötzlich Arnold Schwarzenegger oder Brad Pitt. Wahlweise stehen noch Richard Gere oder Sylvester Stallone zur phantasievollen Disposition. Wahr ist: Bei steigendem Alkoholgenuß sinkt die Liebeslust in den Keller. In kleinen Mengen jedoch ist Alkohol anregend und lustfördernd. Die Gren-

ze liegt etwa bei 0,5 Prozent, und nach ein bis zwei Glä-
sern Sekt oder Wein sollte deshalb Schluß sein.

Drogen – nein danke!

Manche sollen bei Hanf (Cannabis), Opium oder der modernen Version, der – verbotenen! – Designer-Droge
Ecstasy, als potenz- und lustförderndes Mittel ins Schwärmen kommen. Im alten Asien galten Opiumhöhlen als
beliebte Treffpunkte, wo es jede Menge »Stoff« und Sex
gab. Es mag noch anderes dort gegeben haben, aber Erotik ganz bestimmt nicht. Auch die alten Chinesen ver-
mischten Ginseng und Moschus mit Opium und ver-
kauften das Ganze gern und teuer als aufrichtende Pül-
verchen. Die Wirkung der Drogen hat sich in den
vergangenen Jahrtausenden nicht geändert: Gerauchtes
Opium hat einen hohen Anteil an Morphin und dämpft
deshalb die sexuelle Potenz. ER hat null Bock mehr auf
Bewegung – nicht mehr auf und ab und nicht mehr vor
und zurück. Außerdem werden die Sinne derart verne-
belt, daß die Streitlust wächst und er nur noch reden statt
küssen will. Wer Opium spritzt oder schnupft (was wirklich nicht anzuraten ist!), bei dem wachsen erst mal die
Sehnsucht, die sexuelle Lust und die Phantasie. Das ge-
steigerte Lustempfinden wird allerdings teuer bezahlt:
Drogen machen körperlich und seelisch abhängig!
Wissenschaftler haben inzwischen herausgefunden, daß
LSD zwar einen aphrodisischen Effekt haben kann, aber
oft Nebenwirkungen auftreten: Unter LSD-Einwirkung
können sich sadistische oder perverse Elemente ent-

wickeln, die sogar zu satanisch wirkenden Sexspielen werden können. Nach drei Tagen bereits zeigt die Droge keine Wirkung mehr, wenn die Dosis nicht erhöht wird. Wer den LSD-Rausch sucht, muß also ständig die Dosis erhöhen ...

Und wer den ultimativen Sex-Thrill mit Hanf sucht, bei dem tut sich mit ziemlicher Wahrscheinlichkeit gar nichts, wenn's endlich soweit ist. Kokain ist längst Schnee von gestern! Die Lust ist zwar da – aber das Fleisch ist schwach – zu schwach, denn Hasch und Marihuana enthalten Tetrahydrocannabiol (THC), einen körperfremden Stoff, der sehr, sehr langsam abgebaut wird. Dieses THC senkt den Blutdruck, lindert Schmerzen und erhöht den Serotoninspiegel, was die Seele erst mal so glücklich macht, daß die Phantasie sexuelle Purzelbäume schlägt – Orgasmus im Kopf. Und nichts geht mehr ...

Einige Freaks probierten es auch mit Amphetaminen und schwärmten von den tollen Gefühlen. Müdigkeit und Sorgen waren wie weggeblasen, dafür hatten sie Lust, tierische Lust. Und später meistens Herzrasen, Leberschäden, Angstpsychosen und Nervenzusammenbrüche ... Soviel vom Lustrausch durch Amphetamine. Zur Nachahmung aber nicht empfohlen!

Drogen sind keine Aphrodisiaka, sie machen nur süchtig und zerstören den Körper. Abgesehen davon, daß sie in vielen Fällen die Potenz nicht steigern, sondern impotent machen. Und wer will das schon sein!

Was sind Aphrodisiaka?

Ob Marihuana, Heroin oder Hasch – nicht alle Drogen gehören zu den Aphrodisiaka! Die lustvollen Stimulanzien werden in der sexologischen Literatur in vier Gruppen aufgeteilt: 1: Nahrungsmittel wie Austern, Trüffel oder Fleisch. 2: Gewürze wie Chili, Knoblauch oder Ingwer. 3: Gifte wie Spanische Fliege, Fliegenpilze oder Äther. 4: Zaubermittel wie gepökelter Hirschphallus, die Genitalien von Salamandern oder gemahlene Nashörner.

All die Aphrodisiaka dieser Gruppen sollen den Sexualtrieb steigern, für eine Vergrößerung des Penis und eine Verengung der Vagina sorgen und den Orgasmus verzögern bzw. verlängern.

Pflanzen, die ihn aufrichten

Schon Tage oder Stunden vor dem endgültigen Rendezvous, bei dem es endlich soweit sein wird, herrscht in seinem Kopf Hochbetrieb: Wie er sie verführen wird. Wo er sie streicheln wird. Wie sie wohl jauchzen oder stöhnen wird. Wie der erlösende Moment wohl sein wird. Privates Seelen-Sex-Kino. Und dann liegt er endlich mit ihr in den Kissen und will sich beweisen und sie erfreuen und beeindrucken. Statt aufrecht im Mittelpunkt des Geschehens zu stehen, ist tote Hose angesagt ... Das Panikgefühl in seinem Kopf wird nur noch durch ihre mitleidige und auch ziemlich unsensible Bemerkung: »Ist ja nicht so schlimm ... Kann jedem passieren ...« übertroffen. Denn natürlich ist es für den Mann schlimm, sehr schlimm sogar! Und es ist ihm sch ... egal, ob es jedem passieren kann. Ihm soll und kann und darf es nicht passieren!

Ein Durchhänger ist peinlich. Aber kein Grund, sich am teuren Designergürtel aufzuhängen, ins Kloster zu gehen, sich mit Meditieren oder ähnlichem zu geißeln oder an eine Karriere als Eunuch zu denken.

Jedem, aber auch wirklich jedem Mann ist es schon mal oder sogar öfter passiert, daß sein bestes Stück im entscheidenden Moment versagte. Dafür gibt es viele Gründe: Streß zum Beispiel, Nervosität, Müdigkeit, zuviel Alkohol. Oder Sie haben den aufreizenden Abend zu lange und zu sorgfältig geplant, sich alles bis ins kleinste Detail vorgestellt, und damit sind die Spontaneität und die Lust natürlich flöten ...

Damit es möglichst nicht wieder passiert, kann der Mann von Welt vorsorgen, sich präparieren und seine Kräfte mobilisieren. Möglichkeiten dafür gibt es viele.

Schnell zuzubereiten und nur zum Trinken sind diese alten Rezepte aus der Liebesküche:

- Das Fruchtherz einer *Ananas* acht Stunden in einem Liter Weißwein ziehen lassen. Pro Tag ein Glas des lustigen Suds mit etwas Honig gesüßt trinken.
- Zehn Gramm zerkleinerte *Pfefferkörner* in einem Liter trockenen Weißwein acht Stunden ziehen lassen. Gut gekühlt als Pfefferwein zum Essen trinken.
- Drei *Selleriewurzeln* mit einem Liter kochenden Wasser übergießen, drei Minuten ziehen lassen, abseihen und zuckern. Alle vier Stunden ein Glas des anregenden und stärkenden Getränks trinken.

Im Vorgarten der Lüste wachsen und gedeihen aber noch andere Mittelchen, die alle Liebesträume endlich erfüllen sollen. Sagt Ihnen zum Beispiel »*nuoc-man*« etwas? Nein, nichts? »Nuoc-man« ist eine indonesische Erfindung, ein Extrakt aus einem fermentierten Fisch, der in einer sehr schmackhaften Suppe aufgetischt wird. Die Wirkung soll geradezu skandalös sein – wer eine »Nuoc-man-Suppe« probiert hat, bei dem soll sich schon nach wenigen Minuten eine Erektion einstellen. Besondere Kenner der Szene verweisen darauf, daß diese so hart sein soll, daß ein Mann damit Steine zerschlagen könne. Natürlich nur, wenn er wolle.

Die Chinesen schwören schon seit Jahrhunderten auf gemahlenes und sehr teures *Rhinozeroshorn*. Das allerdings wird nicht nur über das Essen, sondern auch auf die Genitalien gestreut. Und in der erotischen Sittengeschichte »Djin Ping Meh« aus dem 12. Jahrhundert preist der Autor (übrigens aus der Sung-Dynastie) die Wirkung folgendermaßen: »Wenn dieses Aphrodisiakum geschluckt wird, verwandelt sich die Wintersnacht in einen Frühjahrsmorgen, und wie ein Wirbelwind im Schlafzimmer wirst du alles gewinnen: zwei oder zwölf Frauen, fünf oder fünfzig. Keine wird ohne Befriedigung bleiben.« Nun ja, klingt ziemlich erregend … Der wissenschaftliche Nachweis allerdings fehlt bis heute, abgesehen davon, daß aufgrund der starken Nachfrage aus Japan und Indien die letzten freilebenden Nashörner in Afrika ziemlich dezimiert wurden und vom Aussterben bedroht sind! Aber der Glaube allein kann ja auch Berge versetzen und geschwächte Glieder aufrichten.

Ebensowenig wissenschaftlich bewiesen wie die Wirkung

des gemahlenen Rhinozeroshorns ist die Kraft des *Nashorn-Urins.* Diese natürliche Tinktur, mühsam von Pflegern im Zoo ein- und aufgefangen, ist besonders bei den Hindus sehr beliebt. Wer sein bestes Stück damit einreibt, soll eine ganze Fußballmannschaft von Söhnen zeugen können.

Ebenfalls aus dem Tierreich kommt als Aufsteller der geriebene *Hirsch-Phallus,* der hauptsächlich aus China exportiert wird und sündhaft teuer ist. Ein kleines Döschen kostet sage und schreibe bis zu dreitausend Mark. Da geht einem ja sonstwas hoch … (Wer's ausprobieren möchte: *Hirschhorn-Pulver* ist billiger!)

Aus Faunas Reich stammt auch *Gelee Royale,* ein Sekret, das die Arbeitsbienen ausschließlich als Kraftfutter für ihre Königin herstellen und das Firmen den Bienen abluchsen, um schwachen Männern auf die Beine zu helfen. Gelee Royale enthält Vitamin A und C, Pantothensäure, den gesamten B-Komplex und Biopterin. Diese Substanzen steigern das Lustempfinden ungemein.

Als Stütze der Manneskraft gilt auch *Yohimbin.* Dieses Aphrodisiakum wird aus der Rinde des afrikanischen Yohimbe-Baumes gewonnen. Nachweislich fördert es besonders im Beckenbereich die Durchblutung und verhilft innerhalb von sechzig Minuten zu neuer und langer Standfestigkeit. Yohimbin enthält bestimmte Alkaloide, die die Gefäße im Körper erweitern. Nachdem sich die erstaunliche Wirkung in gewissen bedürftigen Kreisen weltweit herumgesprochen hatte, wurden in Kamerun und im Kongo gleich ganze Plantagen mit Yohimbe-Bäumen angelegt. Allerdings gingen diese Lustzentren vor etwa vierzig Jahren ziemlich schnell zugrunde, weil man die Alkaloid-Verbindung nun auch im Labor herstellen konnte. Der Potenzbaum Yohimbe hat aber die Poesie um einen wirklich inhaltsreichen Sinnspruch bereichert: »Hast du Yohimbin im Haus, breitet sich kein Hausfreund aus.«

Wichtig: Yohimbin ist nicht geeignet für Männer, die unter zu hohem Blutdruck, Zuckerkrankheit, Nierenfunktions- oder Herzstörungen leiden! Wenn Sie nicht zum Kreis dieser Gefährdeten gehören und die Wirkung selbst mal ausprobieren möchten, probieren Sie ein überliefertes Rezept aus: eine Handvoll Yohimbe-Rinde in einem Liter Wasser aufkochen, vom Herd nehmen und einen Eßlöffel Vitamin-C-Pulver dazugeben. Zehn Minuten ziehen lassen, und fertig ist der Liebestrank.

Hinter vorgehaltener Hand loben Kenner und Könner auch *Muracitin,* ein Extrakt aus Muira Puama, einem brasilianischen Potenzholz. Dieses Gewächs verbirgt in seinem Stamm und in seinen Wurzeln einen Stoff, der den Lustmotor sofort anschmeißt. (Yohimbin und Muracitin enthalten unter anderem die bekannten Stimulanzien »Eujatrum« und »Titusperlen«.)

Auf den Eigenschaften der Alkaloide (Pflanzengifte) beruht auch die deftige Wirkung der *Tollkirsche.* Die schwarzen, glänzenden Beeren – etwa so groß wie eine kleine Kirsche – enthalten Atropin, und das wirkt lustvoll direkt auf das Zentralnervensystem.

Zum Kreis der anregenden Pflanzen gehört auch ein wahres Nachtschattengewächs – die *Alraunwurzel* (Mandragora officinarum). Bereits im Mittelalter experimentierten Hexen mit diesen Liebesäpfeln. Die darin enthaltenen Gifte rufen erotische Phantasien und schnelle Erregung der Haut hervor. Und die Alraunwurzel enthemmt! Nichts wie her mit dem Kick, dem Sexthrill der besonderen Art – alle schrien dann plötzlich nach Mandragora, der Armesünderblume, die nach dem Volksglauben aus dem Samen eines Gehenkten entstanden ist. Das Problem mit der Alraunwurzel ist, daß im Mai die Früchte der Pflanze reifen und sofort nach der Ernte verzehrt oder verarbeitet werden müssen, sonst fangen sie an zu stinken, und zwar gräßlich! Es kam schließlich, was kommen mußte: Die lustspendende Pflanze wurde ausgerottet. Heute ist die Mandragora autumnalis nur noch ganz vereinzelt in Syrien oder auf Rhodos zu finden.

In rauhen Mengen dagegen gibt es die vor allem von Pflanzenkundlern hochgelobten Extrakte aus *Ginseng* und der *Taigawurzel*. Letztere wurde sogar 1962 vom sowjetischen Gesundheitsministerium offiziell anerkannt. Die Kriechpflanze soll die Ausdauer bis ins Bodenlose steigern und die Konzentrationsfähigkeit gigantisch erhöhen. Spitzenleistung! Ginseng und Taigawurzel bekommen Sie in jeder Apotheke.

Aus Südamerika wird *Guarana* importiert, das natürlich auch mit zum lustvollen Angebot für den Mann von Welt zählt. Guarana ist ein Powerstoff aus einer Urwaldliane und enthält dreimal soviel Koffein wie Kaffee, das heißt: Wachmacher, Fröhlichmacher und Sexhelfer in einem.

Was sonst noch geht, wenn nichts mehr geht – Sie können sich aus der reichhaltig bestückten Apotheke bedienen. Darf's die »Creme 69 de luxe« sein, die delikate Erlebnisse verspricht? Oder greifen Sie zur garantiert wirksamen Orgasmusbremse »Stud 100«, zu Longtime-Tabletten oder Scharfmachertropfen. Zu den eher preis-

Die Fliege, die ein scharfer Käfer ist

Kirchliche Weihen erhielt sogar die *Spanische Fliege*. Kardinal Richelieu lutschte nämlich lustvoll Spanische-Fliege-Bonbons. Überliefert ist auch die Geschichte einer Frau aus der Provence. Es war um 1572, als sie ihrem lust- und kraftlosen Mann einen Sextrank aus Spanischer Fliege und Nesseln mixte. Derart angeregt, soll ihr Mann sie in den zwei darauffolgenden Nächten mehr als 87mal beglückt haben, wie sie der Öffentlichkeit glücklich, aber sichtlich erschöpft mitteilte. Zum ersten Mal wird dieser tierische Lustmacher in einem ägyptischen Papyrus aus dem 17. Jahrhundert erwähnt. Die Spanische Fliege ist allerdings keine Fliege, sondern ein Käfer. Aus dem grün-golden schimmernden Panzer der Käferart wird das weiße Pulver ›Spanische Fliege‹ gewonnen. Es enthält ein starkes Gift (Kantharidin), das eine tödlich Nierenkrankheit auslösen kann. Wichtig: Schon bei geringster Überdosierung kommt es zu einer schmerzhaften Dauererektion, und die Überreizung der Harnröhre kann tödlich enden ...

werten Angeboten zählen auch Lustkerne mit Soforteffekt oder das gute alte Testanon.

Die Überempfindlichkeit der Eichel zu mindern und damit den Orgasmus hinauszuzögern verspricht auch »EM-LA^R-Creme«, die es rezeptfrei in allen Apotheken gibt. Untersuchungen haben gezeigt, daß die Creme bei neun von elf Männern erstaunliche Wirkungen entfaltet hat. Auf alle Organe stärkend wirkt »Take one for men« – mit Selen, Enzymen, Vitaminen und Magnesium. Und Mangan, das direkt auf die Sexualdrüsen wirkt.

In vielen Fällen kann auch der Arzt helfen, zum Beispiel mit Alpha-Blockern, die direkt in den Schwellkörper gespritzt werden. Oder Sie kaufen – rezeptfrei in der Apotheke – durchblutungsförderndes Benzylnicotinat und Bamethan-Sulfat. Diese wirkungsvolle Kombination gibt's als Dragées oder als Zäpfchen. In vielen Fällen ist auch ein Hormonmangel schuld am nächtlichen Trouble – der Arzt kann einen Hormonstatus erstellen und Testosteron verschreiben.

Abschließend sollte auch nicht unerwähnt bleiben, daß nach Ansicht von vielen Ärzten Treue der beste Schutz vor Impotenz ist. Jawohl! Denn allein das schlechte Gewissen bei Fremdgehern kann schon zum Desaster im Bett führen.

Wie Frauen liebestoll werden

Außer dem kleinen Unterschied gibt es auch noch einen großen Unterschied zwischen Frauen und Männern. Für IHN ist Sex eben Sex, nach folgendem Ablaufplan: Anmache, Trieb, Sex gehabt, bye, bye, Baby. Für Frauen gehören (jedenfalls in den weitaus meisten Fällen) Sex und Seele zusammen, das körperliche Erlebnis ist zugleich auch ein seelisches. Das heißt, auch ihr Kopf und ihr Herz brauchen einen süßen, aufregenden oder witzigen Event, um so richtig Lust auf Liebe zu bekommen.

In einer längeren Partnerschaft oder Ehe sieht sein triebgesteuerter Ablaufplan und damit auch das sogenannte Liebesleben dann vielleicht folgendermaßen aus: Mittwoch und Samstag (oder welche Abende auch immer) –

Sex ist angesagt. Er weiß, daß es mal wieder soweit ist. Sie weiß es. Er nimmt sie kurz in den Arm, ein Kuß (der meistens nach Bier schmeckt ...), murmel, murmel (was soviel heißen soll wie: »Ich will dich.«) und die Nummer beginnt. Hinterher dreht er sich um und schnarcht, oder er rappelt sich mühselig aus dem Bett auf, weil er noch den Western im Fernsehen sehen will. »Liebling, bringst du mir noch ein Bier?!« Das Ende vom Lied ist Langeweile, unsägliche Langeweile. Tausendmal berührt – und früher ist immer was passiert ...

Frust im Bett, und jeder fragt sich: Wo ist die Lust geblieben?! Bei manchen Paaren stellt sich das große Gähnen schon nach ein paar Monaten ein, bei anderen erst nach Jahren. Aber es scheint so, als ob dieses Damoklesschwert irgendwann mal auf jedes Paar herniedersaust, worunter, zugegebenermaßen, die Frauen am meisten leiden. Und so verwandeln sie sich langsam, aber sicher in brave Hausmütterchen, für die Erotik und Lust und Zärtlichkeit nur noch vage Erinnerungen sind. Laut zahlreicher Untersuchungen glauben immerhin 51 Prozent der Männer und 44 Prozent der Frauen, daß die Ehe/Partnerschaft zum Scheitern verurteilt ist, wenn im Bett nichts mehr läuft ... (Wobei die niedrigere Prozentzahl bei den Frauen sicher ein weiterer Beweis für ihre oft unendliche Geduld zu sein scheint.)

Wenn Sie der Meinung sind, es sei bequemer, zu onanieren, als sich mit einem Partner zu beschäftigen, dann können Sie das Buch jetzt zuklappen und weglegen, denn dann gehören Sie zu denjenigen, die dem LSD-Syndrom (Low Sexual Desire, sexuelle Lustlosigkeit) verfallen sind. Aber die Mehrzahl der Männer und Frauen hat sicherlich immer noch nur das eine im Sinn: Ihn, den Orgasmus, den gemeinsamen, wenn möglich. Toll, wenn beide spätestens dann beschließen, daß sich hier was ändern muß, wenn sie die Langeweile bemerken. Bringen Sie das verstaubte Liebesleben wieder auf Hochtouren!

Noch besser ist natürlich, wenn Sie gleich von Anfang an das gemeinsame Sexleben zu dem stilisieren, was es ist: ein Lusterlebnis!

Die Liste der gebotenen Möglichkeiten, um Ihre Frau wieder zum Objekt Ihrer Begierde zu machen, ist lang, und eigentlich ist für jeden etwas dabei: Schenken Sie einen Strauß Rosen; Kerzenlicht statt Halogenlampe; Kuschelmusik; Komplimente; Liebesfax; ziehen Sie sie langsam aus; küssen Sie sie auf den Nacken; führen Sie Gespräche über Ihre Wünsche, Träume, Hoffnungen; möglich auch: Händchenhalten; Spaziergang bei Nacht mit Sterne gucken; Picknick auf der Wiese; eine Nacht im teuren Hotel; zusammen den neuesten Liebesfilm ansehen; etc.

Wenn Sie Ihre Partnerin immer nur dann streicheln, wenn Sie Sex wollen, haben Sie schlechte Karten. Nicht jede zärtliche Berührung, nicht jeder heiße Kuß muß gleich ins Bett führen. Schmusen vorm Fernseher, Hände streicheln beim Frühstück oder ein Kuß beim Aufräumen in der Küche geben ihr das Gefühl, auch außerhalb des Bettes begehrt und gemocht zu werden. Außerdem: Wenn Sie sie nur als Aufforderung zum Sex streicheln, wird es damit enden, daß Ihre Partnerin Sie gar nicht mehr anfassen wird, weil bei Ihnen im Kopf sofort die Signallampe »Berührung = Sex« aufleuchtet. Dabei sucht sie nur Nähe und nicht immer Sex.

Reden gehört zum Sex wie die Berührung und Vereinigung. Schön, wenn man Komplimente, süße Liebesworte oder erotische Lustphantasien hört. Aber Themen wie Geld, Ärger im Büro, wer den Mülleimer runterträgt etc. sind im Bett absolut tabu! Das killt die Lust.

Versuchen Sie, erst gar keine Regeln fürs Bett aufkommen zu lassen. Lieben Sie, wann und wo Sie möchten – nach dem Frühstück in der Küche, beim gemeinsamen Bad oder unter der Dusche, mitten im schönsten Liebesfilm auf der Couch. Erotik knistert nur dann, wenn beide Partner Spaß haben an dem, was sie tun, und wenn beide ihre Gefühle ausleben können.

Versuchen Sie es mit einer erotischen Lotterie: Stellen Sie ein Kästchen auf, in das jeder Partner kleine, zusammengerollte Zettelchen legt. Auf diese Zettelchen hat jeder seine geheimen Wünsche geschrieben – und natürlich gleich die Belohnung für die Erfüllung des Wunsches darunter. Einmal im Monat ist Ziehung. (Damit es fair bleibt: Jeder hat ein einmaliges Rücktrittsrecht, dann muß er oder sie einen anderen Zettel ziehen.)

Sie können auch einmal im Monat (oder öfter) ein erotisches Zwiegespräch führen: Kuschelatmosphäre, und dann erzählt einmal die Frau und beim nächsten Mal der Mann eine erotische Episode aus seinem Leben, mit allen Details. Oder er/sie erzählen von geheimen Wünschen, Phantasien, aber auch Ängsten. Verboten bei diesem Spiel ist, daß der Zuhörer unterbricht. Er darf fragen – aber nicht ins Wort fallen! Über Sex reden törnt besonders Frauen an, es bringt die Luft förmlich zum Knistern und bringt sie toll in Stimmung.

Manchmal kommt es natürlich auch vor, daß Sie als Frau

die Sache in die Hand nehmen müssen. Einmal, weil er mal wieder viel zu sehr mit seinem Job beschäftigt ist. Und auch, weil vielleicht Ihr Lustbarometer auf Null steht und Sie Ihre erotischen Seiten mal wieder entdecken sollten, diesen Spaß am eigenen Körper und an dem des anderen, an Zärtlichkeit und Sex.

In früheren Zeiten war die weibliche Kunst, die heimlichen Dämonen der Lust zu wecken, geradezu eine Kunstform. Caterina Sforza, Mutter von Giovanni de Medici (1475 – 1521), opferte dankenswerterweise einen großen Teil ihres Lebens, um Liebesrezepte für die lustbetonte Dame auszuprobieren und zusammenzustellen. Zu ihren absoluten Lusthits gehörten die Hoden von Hirsch und Fuchs: zerkleinert, gekocht und zu einem anregenden Sud verarbeitet. Zweimal täglich getrunken – und die Dame wurde zur Hure.

Stichwort Hure: Spielen Sie doch einfach mal eine andere Rolle! Streifen Sie sich knallrote, durchsichtige Spitzendessous über, und stöckeln Sie in Spitzen-Corsage, Straps, Seidenstrümpfen und den hohen Pumps durchs Wohnzimmer. Verführen Sie ihn gleich an der Wohnungstür, wenn er nach Hause kommt. Vielleicht probieren Sie auch mal den schwarzen Ledermini mit dem knappen Lederbustier und den Stiefeln an? Ziehen Sie seine Sportsachen an und legen Sie einen heißen Strip hin. Servieren Sie ihm das Abendessen in einem durchsichtigen Seidenmorgenmantel und einem Hauch Parfüm. Treiben Sie es doch mal wieder im Auto, wenn Sie von einem tollen Abendessen oder einer schönen Party heimkommen.

Bringen Sie sich selbst in Stimmung – wenn Sie neben ihm auf der Couch sitzen, fangen Sie an, sich selbst zu streicheln: den Busen, den Hals. Schieben Sie die Hand unter den Rockbund ... Sie können sicher sein, daß er dann selbst das spannendste Fußballspiel sausen läßt.

Die graue Theorie, die hinter diesen aufregenden Spielen steckt: Er hat sie als erotische Frau voller Sinnlichkeit und Lust kennengelernt. Stehen Sie auch weiterhin zu Ihren Gefühlen und Phantasien. Vergessen Sie einfach mal den Wäscheberg, rufen Sie die Freundin später zurück. Es ist doch egal, ob das Essen anbrennt! Erotische Hochspannung kommt nicht von selbst, da heißt es: Erst die Arbeit, dann das Vergnügen. Schließlich hat nicht jede Frau immer einen äußerst begabten, bretonischen Fischer wie in Benoite Groults »Salz auf unserer Haut« zur Hand, wenn ihr gerade »danach« ist. Und nicht jeder Metzgermeister hat von Natur aus die bewundernswerte Begabung, sein gesetzliches Glück, die Frau, die im täglichen Leben ihr Geld als Vize-Direktorin der örtlichen Volkshochschule verdient, im Bett um den Verstand zu bringen.

Liebesglück
per Post

Nachdem ich bei Beate Uhse telefonisch den Katalog angefordert hatte, wartete ich zwei Wochen vergebens. Erneuter Anruf. Vielleicht sei der Katalog in der Post verlorengegangen. Ja, sie schicken ihn noch mal. Wieder wartete ich zwei Wochen. Kein Katalog kam. Erneuter Anruf. So was erleben sie oft, die Kataloge gingen häufig in der Post verloren. Offenbar würden sich Nachbarn oder Briefträger gern dieser neutralen Kuverts aus Flensburg bemächtigen. Der vierte Katalog kam an – ich gehe davon aus, daß die männliche Bevölkerung meines dörflichen Wohnorts jetzt mit Beate-Uhse-Katalogen gut bestückt ist ...

Umfragen bestätigen immer wieder: Mann wünscht sich sexuelle Abwechslung, gelegentlich mal einen neuen Kick – wobei es durchaus immer dieselbe Frau sein darf. Aber bitte schön hin und wieder in einer anderen Verpackung, zum Beispiel einem durchsichtigen Negligé, einem BH mit ausgesparten Brustwarzen oder einem Slip Marke »Ouvert« (»offen«). Seine Erregung lebt von der optischen Stimulierung und dem Reiz des Neuen. Höchst erregend finden übrigens die meisten Männer die Vorstellung, daß SIE ohne Unterwäsche mit ihm ausgeht, oder daß sie im Bett nicht alles auszieht, sondern noch einen Straps, erotische Strümpfe und High Heels trägt.

Frau ist da von eher schlichter Wesensart – zumindest förderten das einschlägige Umfragen zutage. Sie wird demnach schon mit Rosen auf dem Kopfkissen und heißen Liebesschwüren sexuell erregt. Diese mangelnde Innovationsfreude weiblicherseits mag wohl einerseits damit zusammenhängen, daß Frauen in einer Partnerschaft Treue, Beständigkeit und Romantik den Vorzug geben. Andererseits liegt es aber sicherlich auch daran, daß sich viele schlicht weigern, den Wünschen ihrer Partner nachzugeben, weil sie in diesem Moment, wenn er so eine Bitte vorträgt, verletzt sind und meinen, der Partner findet sie und den Sex nicht mehr attraktiv genug, oder weil sie denken, das sei etwas Schmutziges und »so was« machen nur Nutten.

Tatsache ist:

- daß es Ihnen als Frau vielleicht auch Spaß machen würde – sie müßten es nur mal ausprobieren;
- daß erotische Kleidung und »Spielsachen« nichts Schmutziges sind und beim Sex durchaus ein gewisses Prickeln verursachen können;
- daß diese Dinge weder ungesetzlich noch schmerzhaft sind – warum machen Sie ihm nicht mal die Freude?

Sie müssen sich aber auch nicht kleinkariert vorkommen, wenn Sic zu ausgefallenen Wünschen auch mal nein sagen, weil Sie es wirklich nicht möchten. Das gilt insbesondere für ausgefallenere Sexualpraktiken wie etwa Analverkehr oder Sado-Maso-Techniken.

Bleibt nur die Frage: Wie sag ich's ihr oder ihm am besten? Als wenig erfolgreich hat sich hier die Überraschungstechnik erwiesen. Der Vertreter Klaus war völlig düpiert, als er von einer langen Tour erschöpft heimkam, von einem Bierchen und Fernsehen träumte, und seine Hildegard ihm die Tür öffnete mit nichts an außer einem Negligé, Strapsen und High Heels. Statt Bierchen gab's Champagner, statt Fernsehen die Hauptrolle in dem Heimatschwank »Frischer Wind in alte Ehen«. Hätte sie dem armen Mann wenigstens am Morgen schon mal angedeutet, daß ihn abends eine ganz besondere Überraschung erwartet. Ebensowenig begeistert wird der Partner sein, wenn er abends auf dem Kopfkissen einen neckischen Tanga mit Elefantenrüssel vorfindet oder sie einen Vibrator mit rosa Schleifchen …

Besser, Sie loten erst einmal vorsichtig in einem Gespräch aus, wie der andere zu so etwas steht, ohne dabei zu verhehlen, daß es Sie selbst sehr wohl anmachen würde. Vielleicht ergibt sich ja auch einmal die Möglichkeit, gemeinsam so einen Katalog durchzustöbern – einfach nur zum Spaß, versteht sich!

Straps statt Strumpfhose

Daß auch bei bester Planung etwas schiefgehen kann, mußte ich selbst erleben. Mein Freund schleppte begeistert den Beate-Uhse-Katalog an und äußerte immer wieder sein Interesse an scharfer Reizwäsche. Nun, ich bin selbst der Ansicht, daß es etwas Reizvolleres für einen Mann gibt, als eine Frau aus einer Strumpfhose mit eingearbeitetem Beinansatz zu schälen, und bestellte also ein paar hocherotische Teile. Eines Samstags erschien ich dann mit den Kaffeetassen zum Frühstück im Bett in aufregender Reizwäsche. Dieser unberechenbarste aller Männer knurrte: »Bißchen wenig Milch, was?« Ich stürzte aus dem Schlafzimmer, zog sofort einen Jogginganzug an und klappte fortan die Ohren zu, wenn er das Thema Reizwäsche auch nur anschnitt.

Von diesem Maulhelden einmal abgesehen, stehen Kerle an sich auf Seide, Spitze und Strapse, vornehmlich in den klassischen Bordellfarben Rot und Schwarz. Und wir hätten nicht erst die moderne Sexualforschung gebraucht, um zu begreifen, warum das so ist: Es liegt natürlich an der verrucht-sündigen Assoziation zu Puff und Pay-Sex.

Wenn Sie sich schrittweise zur Femme fatale mausern wollen, tut's auch erst einmal der knappe Spitzentanga oder Body aus dem feinen Wäschegeschäft. Fortgeschrittene gehen in den Sexshop oder ordern diskret per Versand. Dann können Sie Ihren Liebsten beim Sonntagsspaziergang mit einem offenen Slip überraschen, oder sich beim Ausziehen in einem vorn offenen BH Typ »züchtig und raffiniert« präsentieren.

Kleinbürgerliche Bedenken wegen möglicherweise bestehender figürlicher Mängel können Sie bei Beate Uhse getrost über Bord werfen. Deutschlands dienstälteste Sexexpertin hat auch daran gedacht: Listig sind in die erotischen Teile an entsprechenden Stellen feste Gummis eingearbeitet, so daß auch hängende Pos und Busen plötzlich wieder rund und knackig aussehen.

Auch an Damen, die sein bestes Stück gern mal in neuer Verpackung sähen, hat die Industrie gedacht. Wie wäre es beispielsweise mit dem Modell »Teddyboy«: ein knapper Slip, hinten durchsichtig, vorne zünftig mit Reißverschluß zu öffnen, natürlich in Schwarz. Oder der String-Tanga »Latin Lover«, der in jeder Frau die Glut entfacht: ein Hauch von schwarzer Spitze für den Lustspender, gehalten von zierlichen Gummis; auch erhältlich als Modell »Scharfer Kater« mit exotischer Tigeroptik. Ein Muß für Verliebte ist dagegen das verspielte »Loveset«: ein schwarzes Strumpfband mit roter Rose für sie und die passende Rose für sein bestes Stück.

Humorvolle Menschen können mit der richtigen Auswahl aus dem Katalog ein paar recht kurzweilige Stunden im Schlafzimmer arrangieren ...

Vibrator & Co: Die wunderbare Welt der Technik im Bett

Vorausgesetzt, Sie sind kein Ökofreak (»bloß nichts Künstliches!«) und haben keine Latexallergie, sind die Lustspender aus dem Sexshop wirklich uneingeschränkt zu empfehlen. Sie haben all das, was Sie sich möglicherweise schon immer gewünscht haben: sie stehen, wann *Sie* wollen, und bewegen sich so lange in die gewünschte Richtung, wie *Sie* wollen. Sie haben unbegrenzt Kraft und Ausdauer (sparen Sie nicht ausgerechnet an der Batterie!), sind sehr anschmiegsam, zärtlich und – je nach Wunsch – weich oder hart. Ein Vibrator ist die Empfehlung schlechthin für Frauen, die erkunden wollen, was ihnen wirklich Spaß macht. Er stimuliert Vagina, Klitoris und Schamlippen – wenn Sie wollen, auch den ganzen Körper. Besonders reizvoll ist eine sanft schnurrende Brustmassage. Vibratoren gibt es in allen Größen, mit

Noppen, Laschen und anderem Schnickschnack im Naturlook wie in neonfarben und für Verwöhnte in Gold- und Silberausführung. Wasserratten sollten sich nach dem wasserfesten Modell »Super-Wasser-Boy« (»flutscht wie von selbst rein«) erkundigen oder dem herzigen, blauen Typ »Flipper« mit Delphinschnauze.

Die »Einsatzmöglichkeiten« dieser Latex-Wunderdinger sind wirklich unbegrenzt, und auch beim Liebesspiel zu zweit sind Ihrer Phantasie keine Grenzen gesetzt. Massieren Sie damit einmal seine Hoden, den Penisansatz und den Po!

Sie meinen, so ein gewöhnlicher Vibrator ist zu banal – und strapaziert obendrein die Handgelenke? Gemach, auch hier ist die Technik zur Stelle. Das Neueste für Sexlüsterne, die gar nichts mehr selber machen wollen, ist der »Wollust-Satellit«: ein knubbeliges quietschrosafarbenes Ei, das in die Vagina gleitet und mittels Fernsteuerung (stufenlos regulierbar!) höchste Wonnen bereitet.

Ideales Training für die Liebesmuskulatur der Frau bieten die sogenannten »Liebeskugeln«, die einfach eingeführt werden und bei jeder Bewegung hin und her rollen. Die Muskulatur spannt sich dabei automatisch an, außerdem macht es schön scharf!

Einen Versuch wert ist vielleicht auch der »Penis-Sattel«, so eine Art Haarbürste für den Schwanz. Das Teil wird obenauf geschnallt, so daß sein bestes Stück verblüffende Ähnlichkeit mit einem Igel hat. Soll Frauen zu Lustschreien verführen!

Die bunte Wunderwelt der Kondome läßt inzwischen keinen Wunsch mehr offen. Wählen Sie bitte: mit Aroma (Erdbeer, Orange, Mint) für Leckermäulchen, in Schockfarben, mit Noppen, in dezentem Schwarz für den Trauerfall, mit Erektionsverbesserer, eingebautem Stimulator – alles gefühlsecht, superfeucht und gleitbeschichtet. Sie meinen, sein bester Freund ist etwas kurz geraten? Auch da hilft der Katalog weiter. Der »Noppen-Langfinger« verhilft ihm zu sage und schreibe sieben Zentimetern mehr. Das ist die preiswerte Alternative zu 19,80 DM. Wer tiefer in den Geldbeutel greift, kriegt auch mehr – nämlich das Penis-Vergrößerungs-Set für 399 DM. Es besteht aus Vakuumpumpe, Trimmkondom, Streckexpander und Druckregulierer und soll den Penis bei regelmäßiger Anwendung dauerhaft länger und dicker machen. (Eine ausführliche deutschsprachige Gebrauchsanleitung soll beiliegen!) Bevor Sie jetzt die Haushaltskasse plündern, bedenken Sie eines: Wenn ER mit seinem Kleinen richtig umzugehen versteht, werden Sie nicht einen Zentimeter vermissen – weder in der Länge noch in der Breite!

Einige Weltneuheiten der Erotikindustrie für Herren, die Wert darauf legen, allzeit bereit zu sein, möchte ich Ihnen keineswegs vorenthalten: Da wäre die Krawatte mit eingebautem Geheimfach für Kondome zu nennen sowie die Socke mit launigem Comic-Motiv und eingebautem feuchten Kondom (macht garantiert keine Schweißfüße!).

Gehen wir ins Kino?

Sex-Videos gehören zu den geheimen Lüsten der Männer. Aber auch die meisten Frauen, die sich mal eines angeschaut haben, mußten zugeben, daß es sie durchaus angetörnt hat. Warum auch nicht? Viele Menschen sind heimliche Voyeure, und es ist nichts Unanständiges daran, dieser Lust zu frönen. Gemeinsam bringt es natürlich mehr, weil dann beide motiviert sind für die anschließenden lustvollen Stunden zu zweit. Scharfer Sex statt Hausmannskost aus der Lindenstraße – das können Sie per Katalog ordern, im Sexshop kaufen oder im Videoladen ausleihen. Leihen ist sicherlich die bessere Lösung, weil diese Filme auch vom Überraschungsmoment leben – und das ist dahin, wenn man sie einmal gesehen hat; außerdem sind viele Pornofilme von so erschütternd schlechter Qualität, daß man froh ist, sie gegen geringe Gebühr wieder loszuwerden. Probieren Sie einfach aus, wo Sie wirklich gute Ware bekommen. Bei manchen Videos ärgern Sie sich mehr über die Pickel auf den erogenen Zonen, als daß Sie von diesen angemacht werden.

Das Sexkino ist keine schlechte Alternative – zumal man dort zusätzlich noch den Lustgewinn durch die dunkle, plüschige Kinoatmosphäre hat, und den Reiz, daß Unbekannte dieses erotische Erlebnis teilen.

Von sogenannten erotischen Lehrfilmen dürfen Sie sich nicht zuviel versprechen. Sie sehen möglicherweise Neues, bekommen aber keine Erklärung, wie Sie das auf der heimischen Matratze nachbauen können.

Unerwünschte Mitspieler:
Viren, Bakterien & Co

Für die meisten Menschen ist Sex ein wunderschönes Erlebnis, das man mit beliebigen Partnern überall und immer wieder genießen kann. Die einzige Folge dieser höchst vergnüglichen Beschäftigung sind Kinder – und die sind, zumindest in unserer Zeit, in der Regel geplant und erwünscht.

Aber Sex hat auch seine dunklen Seiten. Und trotz allen medizinischen Fortschritts machen, verglichen mit früheren Jahrhunderten, immer mehr Menschen unliebsame Bekanntschaft damit. Sexuell übertragbare Krankheiten breiten sich immer schneller aus – ein Preis, den wir für unsere sexuelle Freizügigkeit bezahlen und dafür, daß wir, was die Kehrseite des Vergnügens angeht, immer noch den Kopf in den Sand stecken.

Die tödlich verlaufende Syphilis und der äußerst schmerzhafte Tripper (Gonorrhöe) sind zwar dank der Pharmazie und besserer Hygiene heute keine große Bedrohung mehr, aber statt dessen sind andere, heimtückischere Gegner auf den Plan getreten, die auf leisen Sohlen kommen: Ob Sie sich mit AIDS infiziert haben, merken Sie selbst erst dann, wenn es zu spät ist. Bis dahin können Sie aber jede Menge Menschen angesteckt haben. Teuflische kleine Krankmacher wie die Chlamydien, Pilze, Warzenviren oder auch Trichomonaden können sich auch lange auf einem Wirt tummeln, bevor dieser etwas von seinen ungebetenen Gästen bemerkt. Häufig merken Frauen zuerst, daß etwas nicht stimmt, während Männer keinerlei Beschwerden haben und wirklich völlig ahnungslos sind. Auf die leichte Schulter sollte man keine dieser Erkrankungen nehmen, denn auch wenn sie nur leichte Beschwerden wie Ausfluß, Juckreiz oder Brennen verursachen, können sie später ernste Komplikationen hervorrufen. Von einigen Warzenviren wissen wir heute, daß sie das Risiko einer Frau erhöhen, an Gebärmutterhalskrebs zu erkranken. Andere Erreger breiten sich immer weiter im Körper aus, wenn man ihnen nicht medikamentös Einhalt gebietet, und verkleben schließlich die Eierstöcke. Die traurige Folge ist Unfruchtbarkeit. Und schließlich können sie sich noch im ganzen Bauch- und Beckenraum ausbreiten und schlimmste Entzündungen hervorrufen. Das alles ist eigentlich lange bekannt; trotzdem nehmen es viele Menschen mit der Vorsorge immer noch nicht sehr genau, weil sie glauben, daß das nur anderen passiert. Dabei kann man sich vor vielen Krankheiten mit Präservativen schützen, und in langjährigen festen Bindungen sollten regelmäßige Untersuchungen beider Partner ohnehin selbstverständlich sein. Es lohnt sich auf jeden Fall, denn bei Früherkennung sind die meisten dieser Krankheiten zu heilen, zumindest aber unter Kontrolle zu halten.

AIDS

Der Erreger ist das HI-Virus. Nach bisherigem Wissen wird er nur durch Blut, Samen- und Scheidenflüssigkeit übertragen. Frauen stecken sich übrigens zwanzigmal leichter an als Männer. Besonders gefährlich ist Analverkehr. Erleichtert wird die Ansteckung offenbar, wenn schon andere, sexuell übertragbare Krankheiten vorhanden sind.

Man unterscheidet zwischen der Phase, in der man infiziert ist ohne Krankheitszeichen, jener mit den Vorstadien von AIDS und dem Vollbild der Krankheit. Die Viren nisten sich in den Zellen des Abwehrsystems ein und zerstören sie allmählich. Wenn die Krankheit ausgebrochen ist, kann der Körper überhaupt keine Krankheitserreger mehr abwehren – nicht mal einen banalen Schnupfenvirus –, und schweren, todbringenden Krankheiten sind damit Tür und Tor geöffnet.

Die moderne Medizin kann derzeit den Ausbruch der Krankheit hinauszögern, den Krankheitsverlauf verlangsamen, Heilung ist jedoch noch nicht in Sicht. Die Wissenschaftler sind guter Hoffnung, daß es in einigen Jahren einen Impfstoff gegen AIDS geben wird.

Ob Sie infiziert sind, kann nur der AIDS-Test feststellen. Die Hauptrisikogruppen sind nach wie vor Drogenabhängige und homosexuelle Männer.

Genau diese Tatsache wiegt so viele sexuelle Normalverbraucher in trügerischer Sicherheit. Wie trügerisch diese ist, kann ich Ihnen an zwei Beispielen aus meinem eigenen Leben erzählen: Einmal habe ich jahrelang mit einem Mann zusammengelebt, von dem ich erst nach der

Trennung erfuhr, daß er die ganze Zeit auch immer mal sexuellen Kontakt mit Männern hatte. Ich war ahnungslos!

Später hatte ich Verkehr mit einem Mann, der mir erst hinterher erzählte, daß er früher heroinabhängig war.

Gott sei Dank waren beide Beziehungen vor den Zeiten von AIDS – ich hatte Glück. Aber das kann jedem jederzeit passieren und sollte allen, die auf ein Kondom verzichten, eine Lehre sein. Was wissen Sie wirklich über das Vorleben Ihres derzeitigen Sexualpartners? Sind Sie sicher, daß er oder sie Ihnen alles erzählt hat?

Liebe ohne Kondom – das gilt in den Zeiten von AIDS wirklich ausnahmslos nur noch für Paare, die zu Beginn ihrer Beziehung beide einen AIDS-Test machen und absolut monogam leben.

Chlamydien

Hier bemerken ausnahmsweise einmal die Frauen oft nichts von der Erkrankung. Die Symptome sind auch eher unspezifisch: vermehrter Harndrang, erschwertes Wasserlassen, leichter Ausfluß. Bei Männern kommt es zwischen einer und zwei Wochen nach der Infektion zu eitrigem Ausfluß und Schmerzen in der Harnröhre sowie ebenfalls Schwierigkeiten beim Wasserlassen.

Chlamydien verbreiten sich in den letzten Jahren mit rasender Geschwindigkeit. Ihre zumeist geringen Krankheitssymptome verschwinden nach etwa vier Wochen. Das Teuflische daran ist, daß damit die Chlamydien noch lange nicht weg sind. Sie verbreiten sich bei anderen Sexualpartnern, und auch im Körper des Infizierten treiben sie unbemerkt weiter ihr Unwesen. Eines Tages kommt es dann zu Beckenentzündungen und Unfruchtbarkeit, bei Männern zu Entzündungen an Nebenhoden und Prostata.

Kondome oder Schaumovula schützen vor der Ansteckung. Menschen mit häufig wechselnden Partnern ist jedoch zu regelmäßiger ärztlicher Kontrolle (Haut- oder Frauenarzt) zu raten, zumal der Arzt mit einem einfachen Test die Erreger nachweisen kann.

Behandelt wird eine Chlamydien-Infektion mit Antibiotika, und zwar den Tetrazyklinen.

Trichomonaden

Dabei handelt es sich um eine Infektion durch Parasiten, die allerdings in den letzten Jahren immer seltener geworden sind. Diese Infektion bemerken Männer zumeist gar nicht, sie haben höchstens leichten Ausfluß am frühen Morgen oder verspüren ein sanftes Kitzeln in der Harnröhre. Frauen hingegen leiden unter gelb-grünlichem Ausfluß und einer schmerzhaften Scheidenentzündung. Trichomonaden werden in den meisten Fällen sexuell übertragen, es kann aber auch zu einer Infektion durch unsaubere hygienische Verhältnisse (Toiletten, Handtücher) kommen.

Kondome und Schaumovula schützen recht zuverlässig vor Trichomonaden.

Behandelt werden muß die Trichomonadeninfektion auf jeden Fall, denn die Spätfolgen sind riskant: chronische

Entzündungen an Scheide, Schamlippen, Blase, Prostata und Eichel. Wichtig: Stets müssen beide Partner behandelt werden, denn sonst kommt es zum Pingpong-Effekt – man steckt sich immer wieder gegenseitig an.

Behandelt wird die Infektion mit dem Wirkstoff Metronidazol, der aber so lange genommen werden muß (das ist individuell verschieden), bis die Parasiten vollständig verschwunden sind, sonst flackert die Infektion erneut auf.

Herpes

Die Herpes-simplex-Viren vom Typ I und II verursachen die wäßrigen, juckenden Bläschen an Lippen, Nase und Geschlechtsorganen. Wenn die Bläschen aufbrechen, kommt es zu äußerst schmerzhaften Wunden und Geschwüren. Auch sie gehören zu den in den Industrienationen am weitesten verbreiteten, sexuell übertragbaren Krankheiten.

Der hundertprozentige Schutz vor Herpes durch Kondome ist sehr fraglich.

Behandeln kann man sie zwar – aber verschwunden sind sie damit noch lange nicht. Herpes I und II gehören zur hochintelligenten Elite unter den Viren. Haben sie erst einmal einen Wirt gefunden, verkapseln sie sich im Körper und warten auf eine neue Chance. Und die kommt, wenn das Immunsystem gerade von anderen Feinden abgelenkt wird, beispielsweise einer Grippe, Streß, einem Sonnenbrand oder Magenschmerzen.

Überholt ist mittlerweile die Ansicht, daß Typ I Lippen und Nase befällt, Typ II dagegen die Geschlechtsorgane.

Inzwischen scheinen sich beide gleichermaßen ober- und unterhalb der Gürtellinie zu tummeln. Gynäkologen vermuten den Grund in unserem freizügigeren Geschlechtsverhalten (Oralverkehr).

Ausrotten lassen sich die Viren nicht, lediglich die Symptome können mit der virushemmenden Substanz Aciclovir (Tabletten, Salbe) bekämpft werden.

Pilze

Über die Häufigkeit und Gefahr von Pilzinfektionen für den Menschen scheiden sich die wissenschaftlichen Geister. Das betrifft insbesondere jene, die angeblich im Darm soviel Schaden anrichten und nur mit einer streng zuckerarmen Diät bekämpft werden können.

Was Pilze im Sexualbereich angeht, so ist der Fall wesentlich eindeutiger: Scheiden- und Blaseninfektionen werden tatsächlich von Pilzen hervorgerufen, die beim Geschlechtsverkehr gestreut werden können. Gegen Pilzinfektionen schützen auch Kondome nur sehr bedingt. Die Folge einer Infektion sind bei Frauen brennende Schmerzen, eine heftige Scheidenentzündung mit einem juckenden, krümeligen Überzug auf den Schamlippen. Bei Männern kommt es zu juckenden, wäßrigen Entzündungen an Eichel und Vorhaut.

Pilze gehören eigentlich zu den natürlichen Bewohnern unserer Schleimhäute. Gefährlich werden sie erst dann, wenn das normale Milieu gestört ist, etwa durch die Zuckerkrankheit, Hormonstörungen (Pille, Schwangerschaft, Wechseljahre), Antibiotika.

Das Honeymoon-Syndrom

Bei uns heißt es Blasenentzündung. Warum die Amerikaner der Entzündung diesen Namen gegeben haben, hat einen ganz einfachen Grund: Sie befällt, übrigens diesseits wie jenseits des Atlantiks, vorwiegend Frauen nach dem Geschlechtsverkehr. Schuld sind Keime vom Escherichia-Coli-Stamm, die zur natürlichen Besiedlung des menschlichen Darms gehören. Einige davon tummeln sich immer im Blasen- und Scheidenbereich – das ist auch mit bester Hygiene nicht zu verhindern. Normalerweise werden sie vom sauren Milieu der Schleimhäute abgewehrt. Das kann aber geschädigt sein, etwa durch zu vieles Waschen, zu aggressive Seife oder durch Intimsprays.

Beim Sex jedoch werden die Keime durch die Bewegungen des Penis in die Harnröhre hineinmassiert. Und dort verursachen sie schmerzhafte Entzündungen mit Brennen beim Wasserlassen.

Abhilfe schafft der Arzt mit Antibiotika, die es mittlerweile maßgeschneidert für jeden möglichen Keim gibt und die so niedrig dosiert werden können, daß das Risiko von typischen Nebenwirkungen gering ist.

Sie können aber auch prima selbst vorbeugen, indem Sie das saure Milieu Ihrer Schleimhäute unterstützen. Trinken Sie viel Heidelbeer-, Preiselbeer- und Johannisbeersäfte ohne Zucker und nehmen Sie täglich Vitamin-C-Pulver aus der Apotheke. Frauen, die die Pille nehmen, haben eine andere Zusammensetzung des Schleimhaut-Milieus. Sie sollten bei Anfälligkeit für Blasenentzündungen die natürliche Flora mit »Döderlein-Kapseln« (den Frauenarzt fragen!) stärken.

Mit Cremes und Zäpfchen, die den Wirkstoff Imidazol enthalten, ist die Krankheit gut zu behandeln. Das muß allerdings konsequent geschehen, sonst kommen die Pilze garantiert wieder.

Warzen

Die einzeln oder als rosenkohlartige Wucherungen auftretenden Warzen werden von Viren hervorgerufen. Im Intimbereich sind dies die Papilloma-Viren. Warzen siedeln bei Frauen an den Schamlippen, in der Scheide, am Gebärmutterhals, am After und im Enddarm. Bei Männern finden sie sich auf Vorhaut und am Penisschaft, an der Harnröhrenmündung und ebenfalls am After und im Enddarm.

Warzenviren gehören zu den am häufigsten sexuell übertragenen Erregern. Sie werden sowohl bei der Penetration als auch beim Kontakt der Hände mit dem Genitalbereich übertragen.

Eine erhöhte Ansteckungsgefahr besteht jedoch auch in Saunen, öffentlichen Schwimmbädern, Turnhallen und auf Toiletten.

Kondome bieten keinen hundertprozentigen Schutz vor Warzen.

Auch wenn sie nicht stören – schmerzen tun sie ohnehin in den seltensten Fällen –, müssen die Warzen weg, denn sie sind für Frauen eine besondere Gefahr. Sie stehen im dringenden Verdacht, an der Entstehung einiger Krebsarten bei Frauen beteiligt zu sein, sicher ist dies vorläufig für den Gebärmutterhalskrebs. Ob eine solche Gefahr möglicherweise auch für Männer besteht, ist derzeit nicht bekannt.

Für die Entfernung von Warzen mit Vereisung, chemischen Tinkturen, Operation oder durch Laser ist der Arzt zuständig. Frauen, die einmal Warzen hatten, können immer wieder befallen werden und sollten schon wegen des möglicherweise erhöhten Krebsrisikos einmal jährlich zur Untersuchung gehen.

Und auch Männer, die weiterhin Geschlechtsverkehr mit Frauen haben möchten, sollten sich verantwortungsbewußt zeigen und Warzen entfernen lassen (Hautarzt) – um ihre Partnerinnen vor Ansteckung zu schützen.

Buchtips

Dr. Dudley Seth Danoff, *Superpotenz,* München 1990

Robert T. Michael, John H. Gagnon, Edward O. Laumann, Gina Kolata, *Sexwende – Liebe in den 90ern,* München 1994

Helle Gotved, *Beckenboden und Sexualität,* Stuttgart 1994

Naura Hayden, *Wie man ein guter Liebhaber wird,* München 1995

Prof. Dr. med. Hartmut Porst, *Was jedermann über Sexualität und Potenz wissen sollte,* Stuttgart 1995

Susan Crain Bakos, *Liebe und Lust der Männer, Liebe und Lust der Frauen,* München 1997

Jean-Didier Vincent, *Biologie des Begehrens,* Reinbek bei Hamburg 1996

Ninnie Gernandt, *Single,* Zürich 1997

Alfons Schuhbeck, *Liebesmenüs,* München 1996

Christian Rätsch, *Pflanzen der Liebe,* Stuttgart 1992

Susanne Kitchenham-Pec, Annette Bopp, *Beckenbodentraining,* Stuttgart 1994

Ludwig Geiger, *Ausdauer-Training,* München 1990

Sabine Letuwnik, Jürgen Freiwald, *Bodytrainer für Männer,* Reinbek bei Hamburg 1995

Werner Kieser, *Krafttraining,* Niedernhausen 1990

Sylvia Schneider, *Das neue Frauenlexikon,* Weinheim 1996